Textbook of Basic
Respiratory Endoscopy Training

呼吸内镜基础培训教程

主编　陈昶　汪浩　顾晔

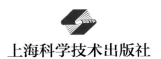

上海科学技术出版社

图书在版编目（CIP）数据

呼吸内镜基础培训教程 / 陈昶，汪浩，顾晔主编
. -- 上海 ： 上海科学技术出版社，2023.8（2024.10重印）
ISBN 978-7-5478-6203-2

Ⅰ．①呼… Ⅱ．①陈… ②汪… ③顾… Ⅲ．①呼吸系
统疾病－内窥镜检－技术培训－教材 Ⅳ．①R560.5

中国国家版本馆CIP数据核字(2023)第097334号

呼吸内镜基础培训教程
主　编　陈昶　汪浩　顾晔

上海世纪出版（集团）有限公司
上 海 科 学 技 术 出 版 社　出版、发行
（上海市闵行区号景路 159 弄 A 座 9F–10F）
邮政编码 201101　www.sstp.cn
山东韵杰文化科技有限公司印刷
开本 787×1092　1/16　印张 9.5
字数：200 千字
2023 年 8 月第 1 版　2024 年 10 月第 2 次印刷
ISBN 978–7–5478–6203–2/R · 2776
定价：98.00 元

内容提要

　　本书由上海市肺科医院内镜中心团队编写，全面介绍了呼吸内镜技术相关知识与实践操作。前者主要包括呼吸内镜相关设备和解剖；后者包括常用初级支气管镜技术及其流程和操作规范，着重讲解常规内镜检查技术、气道内病变的诊疗、支气管异物治疗、超声支气管镜、内科胸腔镜等，以及相关并发症的处理与预防。

　　本书图文并茂，并配有操作视频，可以帮助读者快速了解呼吸内镜相关设备，快速掌握呼吸内镜相关技术的操作规范、步骤及技巧。本书适合呼吸内镜初级学员，包括住院医师规范化培训阶段的医生、呼吸科医生和支气管镜进修医生等阅读。

编者名单

主　编

陈　昶　　汪　浩　　顾　晔

副主编

于冬梅　　杨　莉　　王　海　　董家炜

参编人员

刘　缨　　吴　颖　　薛　莉　　葛星昱

前　言

随着呼吸系统疾病的发病率日益增高，呼吸内镜的发展也日新月异。呼吸内镜具有微创、高效、经济、安全、可重复性强等特点，广受临床医生的青睐。近年来新技术层出不穷，越来越多呼吸科的临床医生开始学习呼吸内镜技术，因此主编联合上海市肺科医院内镜中心的临床、护理、技术人员，共同编写了本书，用于临床与培训工作。

目前，呼吸内镜技术培训大多采用理论授课加临床操作的模式。本书编者团队具有10余年的临床操作及培训经验，编撰本书旨在为大批学习呼吸内镜的学员提供一本有指导性、专业性、规范性的培训教材。本书全面介绍呼吸内镜技术的基础知识与实践操作。基础知识包括介入呼吸病学的学科发展、呼吸内镜的历史与展望、可弯曲支气管镜设备介绍、内镜清洗消毒流程以及内镜中心的建设与管理。实践部分包含常用初级支气管镜技术及其操作流程和规范，着重讲解常规内镜检查技术及其并发症处理、异物取出、超声内镜以及内科胸腔镜。此外，本书附有初级呼吸内镜技术相关设备介绍、开机流程、故障排除的图文与视频，供读者观看与学习。编者团队还精心制作了各类基础操作视频，详细演示手术步骤、规范和技巧心得。本书包含了编者多年培训工作中遭遇的常见问题，重视细节，分享实战经验。

本书适合呼吸内镜初级学员，包括住院医师规范化培训阶段的医生、呼吸科医生、呼吸内镜进修医生以及众多专注于介入呼吸病学和呼吸内镜技术的临床从业者阅读。相信本书能为众多在呼吸内镜学习过程中焦虑、迷茫的学员提供帮助，并有助于各类呼吸内镜基础技术的规范化开展，从而造福更多患者。

编者
2023 年 4 月

目 录

视频目录

第一章
呼吸内镜技术概述

第一节　介入呼吸病学简介

呼吸内镜技术发展至今已有100多年的历史，近20年是呼吸内镜发展的井喷期，围绕着各项新兴技术，逐渐形成了胸部疾病微创诊疗的体系以及一门专属于呼吸系统的亚学科——介入呼吸病学。介入呼吸病学是以微创诊疗技术为基础的一门学科，也是一个年轻、发展迅速的呼吸病学新领域。它是涉及呼吸病侵入性诊断和治疗操作的医学科学和艺术。称之为艺术，是因为它是一门实践性学科，可以通过医生的手术技能对病变的清除或修补进行"美化"和"修饰"，上升为一种艺术的境界。介入呼吸病学有三个主要分支：气管介入、血管介入和胸膜介入。其中气管介入又是涵盖面最广的一个分支。

呼吸内镜技术主要的载体和工具就是支气管镜。我们常用的支气管镜分为可弯曲支气管镜（图1-1）和硬质支气管镜（图1-2）两种。可弯曲支气管镜就是我们常说的"软镜"，目前在各级别医院中广泛使用。硬质支气管镜的发明早于可弯曲支气管镜，由于它的探查范围有限，因此逐渐被可弯曲支气管镜所替代。但是随着学科的发展，近年来硬质支气管镜的使用频率又逐渐增高，特别是在复杂气道疾病、支架置入/取出中成为了刚需。

呼吸内镜的应用随着时代的变迁不断拓宽。在20年前，笔者了解到的呼吸内镜适应证只局限于大气道疾病的诊断、肺活检和痰液的清理。时至今日，我们对呼吸内镜的认知和客观现状都有了翻天覆地的改变。对于肺癌的介入诊疗，早期可进行诊断与消融，中晚期

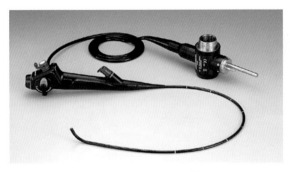

图1-1　可弯曲支气管镜

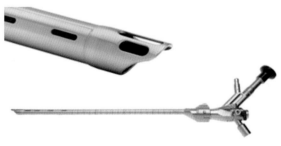

图1-2　硬质支气管镜

可进行分期、减瘤治疗，如果出现气道阻塞，则需要腔内消融或者支架置入；对于慢性气道疾病，例如支气管哮喘、慢性阻塞性肺病等，内镜下可进行各类支气管成形术、内科减容术、靶向去神经术等操作以缓解症状、改善生活质量；肺部感染、支气管扩张的患者可以通过呼吸内镜进行气道廓清，取痰液标本进行二代测序以指导抗病原体治疗；支气管结核、真菌感染患者则可通过支气管镜进行个性化治疗，目的是保证气道通畅，防止严重并发症发生；气道异物、复发性多软骨炎、气道骨化病等罕见气管特发性疾病也必须通过呼吸内镜进行诊断和治疗；在外科与重症医学方面，呼吸内镜的应用也日趋增多，包括内镜引导插管、抢救痰液栓塞和大咯血、外科手术前评估、术后并发症处理等；另外，肺部中毒、烧伤、化学灼伤、职业病的治疗也离不开支气管镜。

　　介入呼吸病学的发展日新月异，究其缘由，一方面是胸部疾病的发病率居高不下，民众对呼吸健康的日趋关注促使企业、专家投入到新技术的研发中；另一方面，随着医学技术的发展，微创理念逐渐深入人心，而内镜诊疗正符合微创、高效、经济、安全、可重复性强等特点，因此在各个胸部疾病领域都出现了呼吸内镜的"身影"，也令其渐渐站上了医学发展的舞台。

第二节　呼吸内镜常用技术

　　呼吸内镜常用技术包括诊断性与治疗性两大类。国家卫生健康委员会发布的《呼吸内镜诊疗技术临床应用管理规范》将呼吸内镜手术分为四个等级。其中，三级手术包含超声、导航等诊断性技术；四级手术主要包括各类治疗性技术。不同等级的技术需要不同的操作资质，只有符合资质要求才能独立开展相应技术。

　　呼吸内镜诊断性技术主要包括常规支气管镜检查、特殊光学显像、经支气管活检术、超声支气管镜、导航和机器人支气管镜以及内科胸腔镜；治疗性技术包括异物摘取术、各类能量消融术、气道扩张技术、支架技术、支气管瘘封堵术以及针对慢性气道疾病的内科减容术和支气管热成形术等。下面，我们将对每一项技术作简单的介绍，供读者作初步了解，以便其在临床实践中有的放矢地开展。

一、经支气管镜肺活检术

　　经支气管镜肺活检术（transbronchial lung biopsy，TBLB）（图 1-3）是一项传统的活检技术，也是呼吸内镜操作的基本功。该技术是指使用活检钳通过支气管对肺外周病变或者肺组织进行取样检测的过程。适用于肺部外周结节诊断、弥漫性肺疾病、间质性肺疾病

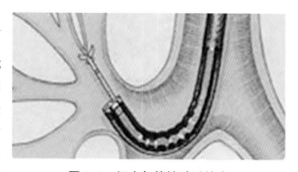

图 1-3　经支气管镜肺活检术

的诊断。最主要的并发症是气胸和出血；按照规范操作，可减少并发症的发生率。单独使用 TBLB 的诊断率不高，结合肺外周超声、透视或者导航技术可提高诊断效能。由于 TBLB 的取样组织偏小，完整性不够，目前更多的是使用冷冻活检来代替 TBLB 诊断肺弥漫性病变。

二、冷冻肺活检

冷冻肺活检（transbronchial cryobiopsy，TBCB）（图 1-4）是通过冷冻探头到达肺外周，低温粘连肺组织，利用物理的方法获取病理学标本。冷冻探头可将周围的肺组织成块取出，所以组织体积比 TBLB 取出的大，而且完整性更好，是一种高效、微创的新型活检方式。冷冻肺活检的适应证主要是弥漫性肺疾病（特别是间质性肺病）、肺移植术后的排异监测、肺外周小结节的诊断（对磨玻璃结节效果更佳）、尘肺的诊断等。冷冻活检的操作方式主要有两种：经硬镜预备球囊和经气管插管预置球囊。两种方式均可行，可根据操作单位条件来选择。冷冻活检最主要的并发症也是气胸与出血；规范化的操作流程，且结合 C 臂机、超声探头等可有效降低并发症的发生率。文献证实 TBCB 与 TBLB 并发症发生率相当，因此它也是一项安全的活检技术，近年来在国内开展日益增多。

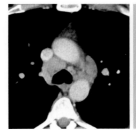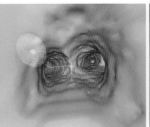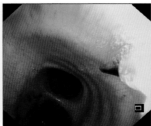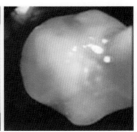

图 1-4 冷冻肺活检

三、经支气管镜针吸活检术

经支气管镜针吸活检术（transbronchial needle aspiration，TBNA）（图 1-5）也是呼吸内镜医师应掌握的基本功之一，该项技术由约翰·霍普金斯大学医学院著名的王国本教授革新并推广。王教授发明的王氏淋巴结图谱（图 1-6）及王氏穿刺针被沿用至今。TBNA 技术通过 CT 影像与气道解剖相结合，配合各种穿刺技巧，达到气道外淋巴结穿刺取样的目的。在当年没有超声内镜的情况下，该项技术的发明与推广是呼吸介入中的一项突破性成果。TBNA 的学习需要经过一系列的专业培训，除却对影像的理解，还需要三维空间想象力和创造性思维。随着超声内镜的普及，传统 TBNA 的应用逐渐减少，但它始终是呼吸介入的入门课，并且目前在肺外周结节诊断上仍有应用。

四、自发性荧光支气管镜检查

自发性荧光支气管镜检查（autofluorescence bronchoscopy，AFB）（图 1-7）的原理是用

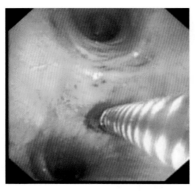
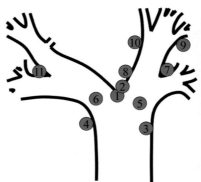
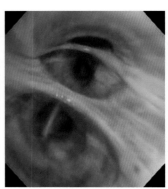

图 1-5　经支气管穿刺活检　　图 1-6　王氏淋巴结图谱　　图 1-7　自发性荧光支气管镜检查

激励光照射正常气道黏膜会呈现翠绿色的荧光图像，当黏膜出现异常（分泌物黏附、瘢痕、肉芽肿、肿瘤等），则照射的激励光会被部分吸收，呈现出来的色泽则变成品红色或洋红色。和普通的白光气管镜相比，荧光检查显著的色差提供了较高的敏感性，有助于发现黏膜病变，从而引导操作者进行活检取样，发现早期中央型肺癌。同时，在肺叶切除手术前，AFB 也有助于有效判断肿瘤侵犯范围，辅助指导胸外科医生手术切除范围，目的是提升手术成功率、降低肿瘤复发率与提高生存期。

五、窄带成像技术

顾名思义，窄带成像技术（narrow band imaging，NBI）（图 1-8）将光谱变窄，来凸显黏膜与黏膜下的血管，通过观察血管的形态（有无增粗、扭曲、网格状、点状、中断等）来判断是否存在肿瘤性病变，从而达到早期诊断的目的。NBI 的敏感性不高，但特异性较荧光技术高，因此结合这两种特殊光学染色，对早期中央型肺癌及术后肿瘤复发的诊断等有较大的临床意义。

六、共聚焦激光显微内镜

共聚焦激光显微内镜（confocal laser endomicroscopy，CLE）（图 1-9）是一种新型的内镜下光学技术。将一根可放大 1 000 倍的显微探头通过支气管镜的钳子管道放入远端支气管，利用人体自带的荧光细胞显像，观察支气管、肺泡、肺泡间隔的形态与其中细胞成分，从而诊断疾病。就好像在气管镜头端安装了一台显微镜，通过观察微观结构来诊断间质性肺病、肺外周肿瘤以及监测肺移植术后排异等。该项技术在消化科的使用已非常成熟，在呼吸道中仍有很多方向值得探索。

七、光学相干断层成像技术

光学相干断层成像技术（optical coherence tomography，OCT）（图 1-10）是另一种特殊的光学成像技术，最早应用于眼科，之后在心血管科、消化科领域均有使用。它利用红外

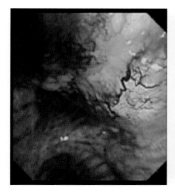

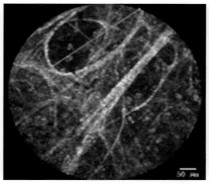

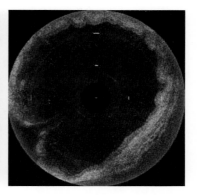

| 图 1-8　窄带成像技术 | 图 1-9　共聚焦激光显微内镜 | 图 1-10　光学相干断层成像技术 |

线成像原理，将探头伸入气道内，观察气管壁的结构。OCT 可以将气道壁完整呈现且数字化重建，通过图像来分析气道内膜、平滑肌、软骨、外膜层的形态与厚度，从而诊断各类气道黏膜性病变，以及评估支气管扩张、慢性阻塞性肺病、哮喘等小气道疾病的严重程度与治疗效果。未来，OCT 有望作为慢性气道疾病介入治疗围手术期检测的有效手段。

八、超声支气管镜

超声支气管镜（endobronchial ultrasound，EBUS）是呼吸介入中一项革命性技术，改变了诊疗常规与指南，10 多年来在全国各地逐渐普及且应用范围日益增大。EBUS 主要分为两部分：CP-EBUS（convex probe EBUS）（图 1-11）与 R-EBUS（radial probe EBUS）（图 1-12）。前者就是我们常说的"大超"，主要用于中央气道；后者是我们常说的"小超"，用于外周病变居多。

通俗地讲，CP-EBUS 就是在支气管镜前端加上超声探头，通过超声可以观察气道外的结构，无论是正常的器官还是异常的淋巴结、肿块都可以发现。同时在超声监视下，我们可以进行实时的 TBNA 操作（图 1-13）。这样可以避免误穿血管，对于较小的病变也是有机

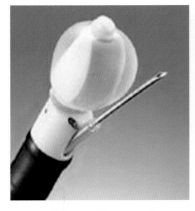

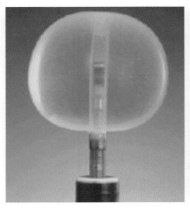

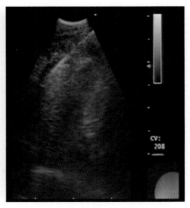

| 图 1-11　CP-EBUS | 图 1-12　R-EBUS | 图 1-13　扇形超声下的图像 |

会获取病理学标本的。因此，它可以替代纵隔镜，作为肺癌诊断、分期的金标准。

R-EBUS 是一根细小的导管，前端有一个环形超声探头，通过支气管镜钳道可以到达肺外周，用超声进行扫描，探查支气管周围 360° 范围的病灶，定位后再进行 TBLB 或 TBNA 来诊断（图 1-14）。所以我们通常称它为环形超声、径向超声或超声小探头。R-EBUS 的发明配合定位鞘管的使用大幅度拓宽了内科医生对肺外周结节诊断的工作，同时对许多无法进行经皮肺穿刺活检的病变提供了一种新的解决方案。

如今，支气管镜下的超声技术已经成为了一项必不可少的工具。

九、导航支气管镜

导航支气管镜（navigation bronchoscopy）进入中国已将近 10 年，各类导航技术层出不穷，其作用都是在繁复的支气管树中定位小结节病灶，并建立通道，用于诊断与治疗。导航支气管镜主要分为两大类：虚拟导航与实时导航。虚拟导航在国内最早以 DirectPath 为代表（图 1-15），通过读取患者 CT 数据，重建支气管树，规划到达病灶的路径并形成虚拟支气管镜画面，引导操作者快速找到病灶，所以也称为虚拟支气管镜。后续的 LungPoint 系统可重建血管，Synapse 3D 系统（图 1-16）可分析肺气肿，现在 DirectPath 2 系统也开始上线，除却导航外，更多的智能化功能将应用于临床。实时导航和虚拟导航的区别在于它可以在手术操作过程中实时定位导管位置，类似于汽车用的 GPS 系统，因此其精准性更高。国内最早以 SuperD 系统（图 1-17）为代表的磁导航是通过磁场定位来实现实时导航的。后续的 LungPro 系统（图 1-18）、LungCare 系统、LungHealth 系统、Veran 导航（图 1-19）等均是实时导航。导航技术的出现代表着人工智能在呼吸介入领域的开疆辟土，也是介入呼吸病学未来发展的方向之一。

十、硬质支气管镜

硬质支气管镜（rigid bronchoscopy）（图 1-20）是最古老的气管镜，在可弯曲支气管镜出现之前，它是唯一可以使用的气道内窥镜。有一段时间，学者们认为硬质支气管镜没有

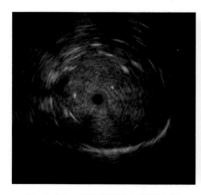

图 1-14 环形超声下的图像

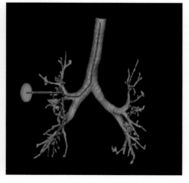

图 1-15 DirectPath 虚拟导航

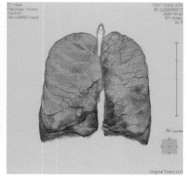

图 1-16 Synapse 3D 系统对肺气肿的评估

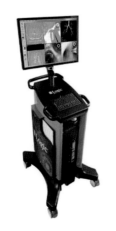

图 1-17　SuperD 电磁导航

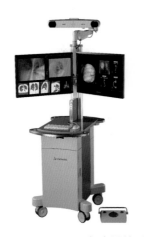

图 1-18　LungPro 旁路导航系统

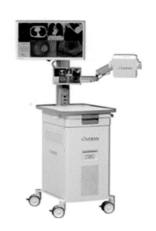

图 1-19　Veran 电磁导航

可弯曲支气管镜使用灵活、走得远，但随着治疗新技术的增加，硬质支气管镜的地位也得到提高。用当代的学术眼光来看，硬质支气管镜已经成为呼吸介入中必不可少的一项技术。它的优势在于通道空间大，器械开径

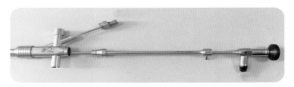

图 1-20　硬质支气管镜

大，不怕出血，在困难、复杂气道疾病的治疗上尤为突出。硅酮支架的置入与取出也是硬质支气管镜的绝对适应证。很多呼吸介入医生更习惯于用"软硬结合"的方式来完成手术，目的是创造条件，用最简单、安全的方式来解决问题。

十一、球囊扩张技术

球囊扩张技术（balloon dilatation）（图 1-21）利用注水的球囊来物理扩张狭窄的气管、支气管。这是一项常用的治疗性技术，主要针对良性瘢痕性狭窄。扩张的范围以中心气道为主，安全性高，效果佳。按照规范化的操作流程，球囊扩张的操作难度不高。如果跨适应证治疗，也可能导致气道撕裂、大出血、纵隔气肿等严重并发症的发生。另外需要注意的是，球囊扩张的短期效果好，但远期效果不佳，因此一定频度的反复治疗，逐渐延长治疗周期是成功的关键。

十二、冷冻治疗

冷冻治疗（cryotherapy）（图 1-22）是能量平台中最常用的一种。气道内的冷冻常用二氧化碳气体，现在也有使用液氮的。快速的降温和复温可以对细胞进行破坏，从而达到消融的效果。冷冻治疗分为冻切与冻融两种。冻切就是之前提到的冷冻肺活检，它还可以用于大块肿瘤组织的取出、异物取出等；冻融是通过降温与复温的过程来消融病灶，更多用于良性的坏死与肉芽肿性疾病，例如支气管结核等。由于冻融治疗的起效较慢，短时间内还

会形成水肿、加重狭窄，所以在重度气管狭窄中慎用。冷冻对正常组织的损伤不大，坏死的细胞可以再生，因此相较热治疗而言，它是一项比较安全的技术。

十三、氩气刀

氩气刀（argon plasma cryosurgery，APC）（图 1-23）又称为氩等离子体凝固术，通过气体喷射，转换为热能，对组织进行消融。APC 的特点是探头不直接接触组织，而是通过气流趋向性进行治疗。气流向着电阻小的组织流动，血液的电阻相对较低，因此 APC 更多地被用于止血，特别是出血点不明的弥漫性出血。APC 消融效率没有激光、高频电高，但是它深度可控，在热治疗中更安全，对于范围比较小的黏膜病变、坏死病变的治疗更有优势。

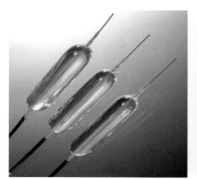 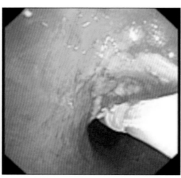 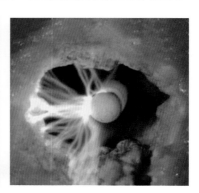

图 1-21　气道扩张球囊　　　　图 1-22　冷冻治疗　　　　图 1-23　氩气刀治疗

十四、高频电治疗

高频电治疗（high frequency electrotherapy）（图 1-24）是通过电能转化为热能的一种消融方式，高热可以破坏细胞，使组织焦炭化，从而达到治疗的效果。高频电的连接器械多样化，有电凝、电刀、圈套器、热活检钳等。对于不同形态、性质的组织选用不同的器械进行切割、消融。高频电常用于恶性气道狭窄、良性瘢痕切割等。不推荐用于消融肉芽肿性病变，因为热治疗容易刺激肉芽再增生。高频电治疗速度快，能快速解除梗阻，对于严重的气道狭窄可在短时间内打通，恢复通气。同时由于其不可逆的损伤作用，对操作要求也较高，不建议初学者直接操作。

十五、激光技术

激光（laser）（图 1-25）是大家非常熟悉的一种能量，它的特点很鲜明。固定的波长导致其高聚焦性，且不同组织对不同波长的激光的吸收度不一样，所以皮肤科常用二氧化碳激光，泌尿外科常用钬激光，呼吸科更多使用半导体激光与 Nd: YAG 激光。激光作用于组织可直接使组织气化，达到消融的效果，所以在热治疗中其效率最高。激光常用于恶性肿瘤的消融、吻合线的取出与支架丝的打断。由于激光是直线激发，因此对于远端弯角较大的部位不适宜，也不推荐长时间照射同一位置，容易导致穿孔。激光治疗虽然高效，但是它对操作要求也极高，需要有较好的呼吸介入基础再学习。

十六、气道支架技术

气道支架（airway stent）技术又称为气道支撑技术，在重度气道狭窄的患者中可快速扩张气道，维持通气，是呼吸介入中一项必不可少的关键技术。早在20世纪90年代初，国内学者开始自主研究、发明气道支架。随着材料科学与编织技艺的发展，新的气道支架不断出现。支架作为一项"救命"技术其实也是一把双刃剑，不规范的使用或长时间留置支架会导致气道再狭窄、破坏气道上皮结构，从而导致不可逆的损伤。目前仍未出现理想化的支架模型。现有的支架从材质上分为金属（图1-26）与硅酮（图1-27）两类；在形态上有直筒、Y形、L形、沙漏形之分。金属支架也分为覆膜、半覆膜与非覆膜支架。支架的使用遵守个性化原则，不同的患者、狭窄部位、狭窄性质需要选择不同材质、形状、尺寸的支架。支架的释放方法也有许多，需要根据患者的通气情况、麻醉方法等酌情选择。总之，气道支架的使用解决了紧急状态下的呼吸困难，为后续的治疗提供了时间与空间，但随意使用支架反而会造成更大的伤害，初学者需谨记。

十七、支气管镜下异物取出术

成人支气管异物多发生于老年人，青年患者大多在酗酒或吸毒后发生。支气管异物的种类千差万别，凡是能进入口腔、鼻腔的物体均有可能成为支气管异物。支气管镜下异物取出术（removal of foreign body）（图1-28）是治疗气道异物的首选方法。术前通过CT影像观察异物的位置、形状、大小以及和血管的关系，制订详细的治疗计划，术中采取个性化的治疗技术，是成功取出异物的关键。

十八、支气管瘘封堵术

支气管瘘发生的概率不高，然而一旦发生，治疗却很困难。气管食管瘘、气管纵隔瘘、

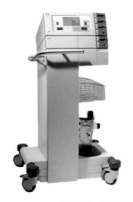

图1-24 高频电治疗仪

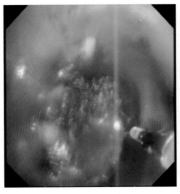

图1-25 激光治疗

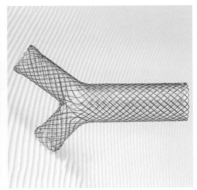

图1-26 金属支架

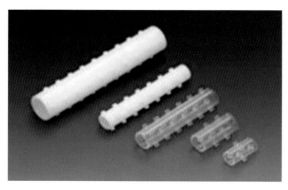

图 1-27 硅酮支架

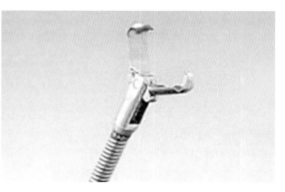

图 1-28 鼠齿状异物钳

支气管胸膜瘘、支气管胃瘘、纵隔瘘、胆道瘘等是常见的分型。支气管瘘从病因上还可以分为自发性与医源性。治疗瘘的方法很多，对于良性瘘，手术是首选的根治性手段。支气管瘘封堵术（closure of bronchial fistula）通过支气管介入下的支架置入、单向活瓣、各种封堵器的使用，为各类瘘的根治争取了时间，也是危重症中必不可少的技术。支气管瘘的封堵也有很多创新方法，充分显示了中国呼吸介入人的才智与创新能力。

十九、内科肺减容术

内科肺减容术（medical lung volume reduction）是通过微创的方法治疗肺气肿、肺大疱的一种手段。其中，内镜下减容手术近年来层出不穷。单向活瓣（图 1-29）、弹簧钢圈、靶向去神经、热蒸汽等纷纷进入了国内呼吸介入从业者的视线，同时很多国产化的技术也在应运而生。基于慢性阻塞性肺病终末期有效治疗技术不足、微创理念的深入人心，内科肺减容是一类可改善患者症状、提升生活质量、延缓病情发展的有效技术，相信在不久的将来能更规范、更普及地应用于广大患者中。

二十、支气管热成形术

支气管热成形术（bronchial thermoplasty，BT）（图 1-30）是一项治疗哮喘的介入新技

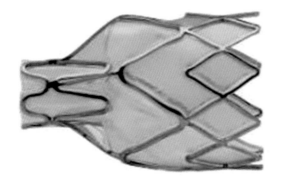

图 1-29 EBV 单向活瓣

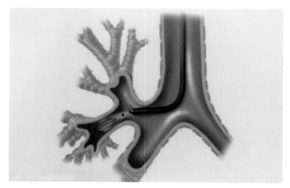

图 1-30 支气管热成形术

术，原理是通过射频消融小气道平滑肌来减轻气道痉挛，从而改善中重度、药物效果不佳的哮喘患者的症状，并减少其就医次数。BT 的诞生为许多长期被哮喘所困扰的患者带来了一种新的治疗方法，且经研究证实是一种安全、可靠的治疗手段。同时，这项技术也为后续研发治疗慢性气道疾病的方法打下了基础。

上文介绍了许多呼吸介入技术，但我们在临床中的应用并不局限于此，其他包括内科胸腔镜、支气管肺泡灌洗、辅助气道切开、气管插管以及各类新技术也在不断开展。了解各类技术的临床应用也是学好呼吸内镜的基础。

第三节　呼吸内镜技术展望

随着微创诊疗理念的深入人心，越来越多的企业投入到各类微创技术的研发中。在未来，微创介入技术将会引领呼吸病乃至胸部疾病诊疗的发展。呼吸内镜的未来发展主要聚焦于以下几个方面。

1. 更细、更清晰、更便捷的支气管镜。随着探索的深入，肺部的微小病变诊疗需要更精准的工具。外径的不断缩小、钳道的不断增大是内镜发展的趋势。在狭小的支气管"迷宫"中探求极限，将是未来内镜技术革新的方向。走得远只是第一步，更多的是需要看得清、取得到、干得掉，那就需要我们有更清晰的成像系统、更充分的内部空间以及更灵活的镜下工具。所以，未来的研发方向会聚焦于各类超细支气管镜设备。同时，机器人内镜的诞生也有效解决了视觉与操作孔道的矛盾，各类导航系统便是操作者的"眼睛"。未来，人工智能的高精确性可大幅度提高操作的容错率，为精准到达保驾护航。另一方面，随着呼吸介入在各个领域的应用，便携、简单的操作方式成为了刚需。急救科、ICU、手术室、哪怕走道上的加床，随时都可能成为呼吸内镜的操作室。因此，一次性内镜、便携式内镜会在将来进一步扩大队伍。此外，一次性的硬质支气管镜的诞生也会实现。床旁的紧急操作、气道切开等有硬质支气管镜的加持将会更安全、简单。所以，未来呼吸内镜的发展呈现多元化、精细化的态势是必然的，也是可以预测的。

2. 让我们视野更开阔的附件。支气管镜的出现让医生可以直接窥视气道内的状况，和 X 线影像相比更直观。细镜的出现让我们走得更远，探查的范围更大。超声的发明又让呼吸介入医生可以观察气道外的结构，并进行诊断。所以，我们一直在探索如何看得更远、看得更多的技术。未来，腔内超声技术的革新将会引领学科前行，各类光学显像更像内镜医生的"第三只眼"。AFB、NBI 可观察黏膜病变，OCT 可探视气道壁结构，CLE 则可近距离观察肺泡及其内部的细胞分布。将来，这些技术的发展与衍生会使我们更清晰地了解胸内各个解剖结构的大体位置与组织形态，从宏观到微观、从中央到外周，必将一览无遗。

3. 拓宽的治疗领域。支气管镜的发明最初是作为诊断的工具，而在将来，越来越多的治疗性操作会在呼吸介入中实现。慢性气道疾病是我国一大类慢性疾病之一，困扰着一个多亿的患者。目前对于终末期肺病患者，肺移植是唯一的治疗手段。呼吸介入的微创治疗技术有望在这个领域有所突破。我们已经开展了活瓣肺减容、蒸汽肺减容，将来还会出现针对靶向神经的各类去迷走神经技术，针对小气道黏膜的各类成形术、电脉冲技术，以及针对肺叶减容的封堵术、弹簧钢圈术，特别是加载不同冷热能量后，其治疗效果是值得期待的。

10 多年前就有学者提出了早期肺癌的介入治疗手段，近年来也十分火热。各种能量经皮、经支气管的消融手术对肺结节的治疗已大量开展。未来，多中心的研究数据或可证实呼吸介入技术的有效性与其具体的适用范围。随着民众观念的改变，更多的患者会选择更微创的手段来处理肺部结节。基于人工智能和机器人技术的发展，肺外周小结节的治疗将会得到更精准、更彻底的提升。

呼吸介入技术原本是介于内、外科之间的实践性学科，在将来，更多的外科化呼吸介入操作会成为现实，包括内镜引导的气管切开、气管插管、T 管置入。内科胸腔镜的治疗延展性极强，现在就有学者聚焦于内科胸腔镜下的肺大疱治疗、早期脓胸处理等。将来，随着内科硬质胸腔镜、医用滑石粉的出现，更多的胸膜疾病可通过微创解决。

随着材料学的发展、能量平台的拓宽，介入呼吸病学的治疗领域将是未来发展的主战场。新技术的诞生会降低准入的门槛，提高操作性，但同时也会带来很多问题：适应证的定义、规范化的流程、医疗费用的增加等。这也是众多呼吸介入人在未来需要面对与解决的新课题。

（顾晔）

------- ◆ 参考文献 ◆ -------

[1] 李强. 呼吸内镜学 [M]. 上海：上海科学技术出版社, 2003.

[2] 中华人民共和国国家卫生健康委员会办公厅. 呼吸内镜诊疗技术临床应用管理规范 (2019 年版) [EB/OL]. (2019-12-12) [2022-12-13]. http://www.nhc.gov.cn/yzygj/s3585/201912/994f74193202417e957 adbc1fc601fb5/files/6739ec9791ff4a65801d710527be9fa4.pdf.

[3] Alberg AJ, Brock MV, Ford JG, et al. Epidemiology of lung cancer: diagnosis and management of lung cancer, 3rd ed: American College of Chest Physicians evidence-based clinical practice guidelines[J]. Chest, 2013 May, 143(5 Suppl): e1S-e29S.

[4] Castro M, Cox G. Asthma outcomes from bronchial thermoplasty in the AIR2 trial[J]. Am J Respir Crit Care Med, 2011 Sep 15, 184(6): 743-744.

[5] Khandhar SJ, Bowling MR, Flandes J, et al. Electromagnetic navigation bronchoscopy to access lung lesions in 1, 000 subjects: first results of the prospective, multicenter NAVIGATE study[J]. BMC Pulm Med, 2017 Apr 11, 17(1): 59.

[6] Ravaglia C, Wells AU, Tomassetti S, et al. Diagnostic yield and risk/benefit analysis of trans-bronchial lung cryobiopsy in diffuse parenchymal lung diseases: a large cohort of 699 patients[J]. BMC Pulm Med, 2019 Jan 16, 19(1): 16.

第二章
支气管镜及其相关设备

开展支气管镜诊疗需要配置相应的支气管镜及图像处理器、冷光源，乃至超声内镜图像处理器。为了便于设备的移动，可以把设备安装在专用的台车上。如果不需要移动，则可安装于吊塔上，以利于节约空间，集中管理。

第一节　支气管镜及其相关设备的介绍

不同品牌支气管镜参数、型号不同，适用范围也不一样，开展支气管镜操作前需了解各个品牌的内镜性能和参数（表 2-1）。

支气管镜及其相关设备的介绍

表 2-1　支气管镜型号参数表

名称	视野	视野方向	插入部外径（mm）	先端部外径（mm）	钳道（mm）	角度范围（向上，向下）	有效长度（mm）
超声光纤电子支气管镜	80°	35° 向前斜视	6.3	6.9	2.2	120°，90°	600
	80°	20° 向前斜视	6.3	6.6	2.2	160°，70°	600
电子胸腔镜	120°	直视	7	6.9	2.7	130°，130°	270
	120°	直视	5.4	5.5	2	180°，130°	600
	90°	直视	3.3	2.8	1.13	180°，130°	600
	120°	直视	4.4	4	2	180°，130°	600
	120°	直视	4.9	4.9	2	180°，130°	600
	120°	直视	6	5.9	2.8	180°，130°	600
电子支气管镜	120°	直视	6	5.9	≥ 2.9	180°，130°	600
	120°	直视	4.9	4.8	≥ 1.95	210°，130°	600
	110°	直视	4.1	4.2	2	210°，130°	600
	110°	直视	2.8	3.1	1.2	210°，130°	600
	120°	直视	5.7	6	≥ 1.95	210°，130°	600
	90°	直视	3.7	3	1.7	210°，130°	600
纤维支气管镜	120°	直视	6	5.9	≥ 2.9	180°，130°	600
	90°	直视	5.3	5.1	≥ 2.57	180°，130°	600
纤维气管插管镜	90°	直视	4.1	3.8	≥ 1.43	120°，120°	600
	90°	直视	3.1	3.1	≥ 1.13	120°，120°	600

一、支气管镜

支气管镜结构分为以下几个部分（图 2-1）。

1. 手柄部：操作人员手持的部位。

2. 操作部：有 4 个快捷按钮，可以根据操作人员习惯进行快捷功能设置赋予不同的功能，如图像冻结、NBI 等。同时还有一个方向操纵杆，主要用于调节弯曲部向上或向下角度。

3. 负压吸引口：在操作部前端，安装上负压吸引按钮、连接上负压吸引设备后可以进行体内分泌物、水乃至血液的吸引。

4. 钳道开口：细胞刷、活检钳、穿刺针等各种附件由此进入插入部内部，进入患者体内完成各种采样或介入治疗操作。

5. 插入部：顾名思义是插入患者体内的部位，插入部上有白色标记点，每个标记点之间间隔 5 cm，便于操作中测量长度。

6. 弯曲部：位于插入部前端约 10 cm，此处的橡皮又叫弯曲橡皮，发生损坏时可以单独拆下进行维修。

7. 先端部：位于弯曲部顶端，表面有 CCD 玻璃和钳道开口等。

8. 导光软管部：汇集了支气管镜传播图像的导像束、导光束。

9. 导光杆插头部：包含金属杆部位和电缆部。

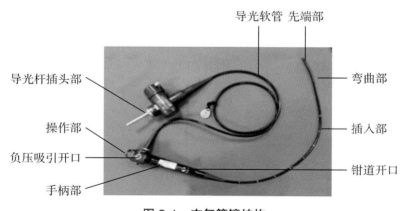

图 2-1　支气管镜结构

二、超声支气管镜

超声支气管镜（图 2-2）与支气管镜的区别主要有：头端装载了超声探头，呈弯曲的斜面；CCD 玻璃及钳道开口均移至一侧上方；在钳道开口附近有水囊通道；在导光杆插头部，有 2 个电缆接头，分别为常规电缆和超声电缆。

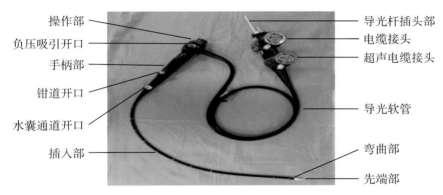

操作部
负压吸引开口
手柄部
钳道开口
水囊通道开口
插入部

导光杆插头部
电缆接头
超声电缆接头
导光软管
弯曲部
先端部

图 2-2 超声支气管镜结构

三、冷光源

冷光源是为支气管镜检查提供光线的设备（图 2-3）。

根据功能面板提示基本可以了解各个按键功能，在此不再赘述。"AIR"气体功能在支气管镜检查中不用。具体参见说明书。

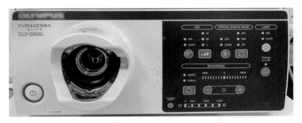

图 2-3 冷光源

四、内镜图像处理器

内镜图像处理器是一种将电子内镜或视频转换器的信号转换成监视器图像的装置（图 2-4）。根据面板提示已基本可以了解内镜图像处理器的主要功能，在此不再赘述，具体可参见说明书。

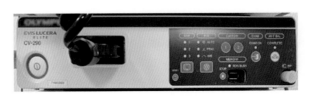

图 2-4 内镜图像处理器

五、超声内镜图像处理器

超声内镜图像处理器是一种将超声内镜或视频转换器的信号转换成监视器图像的装置（图 2-5）。根据面板提示已基本可以了解内镜图像处理器的主要功能，在此不再赘述，具体可参见说明书。

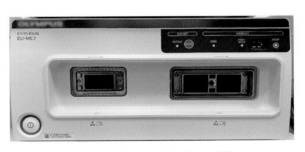

图 2-5 超声内镜图像处理器

综上所述，完成一台支气管镜诊疗，需要支气管镜、冷光源、内镜图像处理器三者组合在一起才能实现；同样，完成一台超声支气管镜诊疗，需要超声支气管镜、冷光源、内镜图像处理器、超声内镜图像处理器四者组合在一起才能实现。

第二节　支气管镜的使用

支气管镜是精密的贵重医疗设备，需爱惜使用。

一、持镜

正确的持握（图 2-6），可以减少支气管镜的损坏。

在持握支气管镜的时候，需注意保持镜体本身的自然弧度，插入部、导光软管部如果有打圈的情况需尽量解除，如果无法解除时，圈的最小直径不得小于 12 cm。不能用蛮力硬拉、扯、握镜体，以免导致导光束、导像束等断裂损坏。

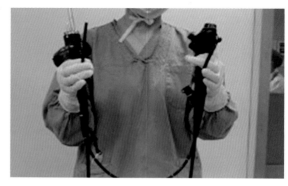

图 2-6　双手持镜

二、转运

清洁的支气管镜转运入诊室，或使用后的支气管镜转运至清洗室时，均需使用专用转运工具，如镜车，加盖密闭转运，不允许手持支气管镜随处走动。

如果支气管镜检查室紧邻清洗消毒室，也可以通过专用的洁污分离的传递窗进行清洁的或污染的支气管镜的转运。

三、上机

在开始支气管镜检查前，需完成设备上机检视，即连接设备并确认是否可以正常使用。

1. 将支气管镜悬挂于镜架上。

2. 检查：方向操纵杆是否可用；观察镜体表面有无擦伤、压痕等损坏；负压按钮及活检帽是否已经安装好。如有问题则停止使用。

3. 将导光杆插入冷光源的光导插入部，听到"咔哒"一声提示安装到位。

4. 拆下支气管镜防水帽，将图像处理器的电缆接头与内镜光电接头连接。

5. 打开图像处理器、冷光源电源。

6. 观察图像处理器及冷光源表面功能按钮灯光是否全部亮起，有无报警提示，没有则

支气管镜上、下机的操作流程

可继续使用，有则需立即排查原因。

7. 观察灯光是否正常：将支气管镜先端部在距离手掌 1~3 cm 处移动，同时观察监视器上图像亮度是否保持稳定；在距离手掌 3 cm 处握住支气管镜先端部，确认光源亮度改变时，监视器上图像的亮度也随之改变。

8. 检查操作部各个功能按钮、负压吸引功能是否正常。

9. 检查监视器画面：图像是否清晰；大小是否合适；画面一侧的相关设备参数是否正常显示。

10. 检查支气管镜检查所需辅助用品是否已经准备到位，如：润滑油、预处理使用的清洗液、擦拭巾等。

若以上全部准备到位，则可开始诊疗。上机完毕。

四、下机

诊疗完毕后，关闭图像处理器、冷光源电源，在床旁完成支气管镜的预处理后，断开负压吸引导管，断开与图像处理器连接的电缆线，装上支气管镜防水帽，将支气管镜的导光杆从冷光源上拆下，最后把使用后的支气管镜放入专用转运车中加上盖子，送到清洗室清洗消毒。

第三节　支气管镜的维护与保养

支气管镜因镜体纤细，使用频率高，所以在日常工作中常常因为各种原因导致损伤，以下针对常见的问题结合维护与保养进行对策建议。

一、CCD 玻璃毛糙、划痕、裂痕

产生的原因：硬物或粗糙物体摩擦 CCD 玻璃表面；先端部与硬物碰撞。

维护与保养：手持支气管镜的时候要注意正确的握持，并轻拿轻放、动作轻柔，尤其是将支气管镜放入镜车或清洗槽中时要注意避免碰撞；清洗时注意用软布轻轻擦拭 CCD 玻璃表面，勿用力搓擦；进行刷检操作时，要镜下见鞘之后再送出毛刷刷取标本，禁止镜下还未见到外鞘毛刷就已经先伸出来进行刷检，此时反复抽动的毛刷很有可能对 CCD 玻璃表面造成损伤。

二、弯曲部咬伤

产生的原因：被患者咬伤（图 2-7）。

维护与保养：进口进镜时，务必使用牙垫、咬口等保护具，以免患者因为不适而咬伤镜子；支气管镜只能做支气管镜诊疗使用，不要挪作他用（例如不用保护具而临时为患者口腔吸痰）。

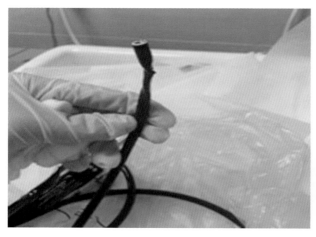

图 2-7　弯曲部咬伤

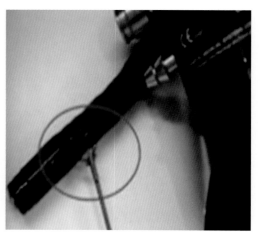

图 2-8　弯曲部划伤

三、划伤

产生的原因：放置不当，或取用不当（图 2-8）。

维护与保养：待清洗的支气管镜应单独放置在清洗槽中，即清洗槽中不得同时放有其他物品，尤其是锋利的物品，以防划伤支气管镜；持握时要注意用手固定住插入部和导光软管部，减少因为晃动而碰到周围物体导致被划伤、碰伤的风险；支气管镜置于镜架上备用时注意与周围物体保持一定的距离，减少被划伤、碰伤的风险。

四、漏

产生的原因：介入操作（如穿刺）刺破钳道；插入部、弯曲部橡皮因老化或者碰撞致漏；快捷按钮使用不当致漏；因碰、撞、摔导致手柄部、导光杆等部位外伤致漏。

维护与保养：介入治疗时应注意各种附件进出钳道时务必处于闭合／关闭状态，镜下可见附件头端后继续向前伸出，直至附件功能部位完全暴露后再伸出约 0.5 cm 为宜，以确保钳道安全，并远离 CCD 玻璃；支气管镜消毒完毕应充分末洗，将残留在镜体表面的消毒液彻底冲洗干净，以减少残留的消毒液对镜体表面橡皮腐蚀而导致橡皮老化；在需要对角度比较大的部位，如右上叶尖段等部位进行活检、刷检等操作时，大角度维持的时间不宜过长，操作不顺利时应及时通过调整角度或方位继续尝试，以减少长时间维持大角度时对弯曲部橡皮造成过度拉伸而导致的损坏；各个快捷按钮使用时应以垂直方向向下按压；支气管镜在转运、清洗、持握等各个环节都要注意避免碰、撞、摔。

五、导光束、导像束断

产生的原因：错误装箱；镜体过于扭曲；碰、撞、摔所致。

维护与保养：支气管镜要长距离运输时应该放在专用的箱子里，不能随意使用不合适的盛器并强行将镜子装入；使用中镜体过度扭曲，最常见的是导光软管部绕圈，此时一定要将镜体理顺，解除扭曲或打圈之后再使用，如果无法解除时扭曲或打圈部位的最小直径不得小于 12 cm（图 2-9），否则导光束、导像束易断。

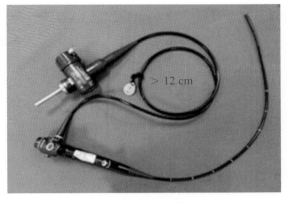

图 2-9　镜体扭曲部直径需大于 12 cm

六、方向操纵杆失灵

产生的原因：操作不当。

维护与保养：正确使用支气管镜；调节方向操纵杆时应轻柔适度，勿用蛮力，尤其是遇到阻力时应注意放松方向操纵杆，及时调节方向后再尝试。

七、弯曲部橡皮下垂

产生的原因：支气管镜使用时间长；反复擦洗；橡皮松、老化所致。

维护与保养：发现下垂时要及时用拇指和示指轻轻捏着弯曲橡皮，向手柄部方向捋开皱褶部位；擦洗时要轻柔，将表面擦洗干净即可，不要用力擦搓；发现弯曲部橡皮有老化或者过松时要及时报修更换。

每天工作完毕应对消毒完毕的支气管镜进行整体的检查，如：外皮有无破损、操纵杆功能是否正常、弯曲部橡皮有无下垂等。检查完毕后，若没有问题，再放入镜柜储存。支气管镜应经常使用，对于使用频率不高的支气管镜也应经常从箱子或者镜柜中取出，接入主机观察性能是否良好并进行测漏，了解镜子是否存在外皮老化而致漏的情况。对于长期不使用的支气管镜要参照说明书储存于温度、湿度适宜的环境中。

第四节　图像处理器与冷光源的维护与保养

一、图像处理器与冷光源的日常使用

1. 日常使用时：图像处理器、冷光源应放置于较为宽敞、周围无遮挡物、离地面一定高度、环境清洁、通风孔无遮挡物的地方；电缆接头保持清洁干燥、无积灰；使用的时候手部需保持清洁干燥。

2. 日常使用后：使用完毕需用消毒湿巾对其表面进行擦拭消毒，消毒液的成分需参照说明书使用，一般使用 70% 及以上的酒精湿巾较为多见；遇有特殊情况时参照相关规范执行。

严禁对设备进行消毒剂喷雾消毒。

3. 存放：图像处理器和冷光源连接设置完毕后可放置于专用台车，或内镜吊塔上。如果可能长期不使用，则应存放于洁净干燥处，并可以使用防尘罩进行遮盖以减少灰尘落入。周围避免有微波治疗、磁共振、无线电、短波治疗等相关设备，否则易导致图像处理装置的损坏。

二、图像处理器与冷光源的常见故障与排查

1. 监视器上图像不显示：可能与监视器未打开或内镜连接错误有关。

2. 内镜图像太暗或太亮：可能与监视器亮度或对比度设置不当有关。

3. 内镜图像色调异常：可能与白平衡或彩平衡未设置，或者处于某种观察模式（如 NBI 模式）下，或者监视器电缆线中电线折断等有关。

4. 内镜图像颤动：附近可能有强磁场。

5. 显示彩条：可能与内镜未连接或错误连接有关。

更多的故障提示与排查可参见设备说明书。

（于冬梅）

第三章
呼吸内镜中心的建设与管理

随着呼吸专科领域诊疗技术的不断发展，呼吸内镜在呼吸系统疾病诊疗中的作用日益凸显，为进一步规范呼吸内镜诊疗操作、实施集中管理、提高效率、保障安全，呼吸内镜中心规范化建设与管理至关重要。

第一节　呼吸内镜中心的建设

呼吸内镜诊疗为易产生气溶胶的高风险操作，呼吸内镜中心在建筑设计时应充分考虑诊疗特点予以设计。

一、功能区的划分与设计

1. 术前准备室 / 候诊区（图 3-1）：使用面积 ≥ 10 m^2，配有吸氧装置，建议同时配置负压吸引装置、输液架装置等。

2. 诊室设置如下。

（1）诊室数量设置应当满足患者诊疗量需求，保障诊疗质量和安全。

（2）内镜诊室（图 3-2）：原则上面积 ≥ 20 m^2，保证内镜操作者及助手有充分的操作空间。

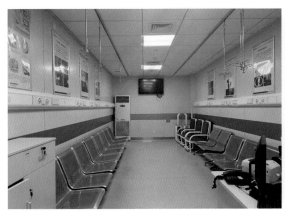

图 3-1　候诊区

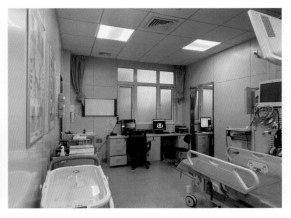

图 3-2　内镜诊室

（3）呼吸内镜介入诊室（图 3-3）：面积需大于普通诊室，建议面积 ≥ 40 m^2。如有放射性设备使用或开展相关放射性诊疗项目时，诊室需做好防护，减少放射物质对人体的伤害。

（4）进行内科胸腔镜手术的操作间应满足无菌手术要求。

（5）视情况建设负压诊室。

3. 麻醉恢复区（图 3-4）：建议面积 ≥ 20 m^2，并应结合实际患者数量相应调整面积大小。应配置必要的吸氧装置、负压吸引设施、输液装置、监护设备、抢救设备、诊疗床及相应的医护人员。

4. 内镜清洗消毒室（图 3-5）：参照《软式内镜清洗消毒技术规范》中的相关要求落实，即应独立设置，保持通风良好，如采用机械通风，应采取"上送下排"式，建议换气次数 ≥ 10 次 / 小时，新风量最小应达到 2 次换气 / 小时。

5. 储镜库（图 3-6）：根据实际呼吸内镜数量设置储镜库，建议储镜库面积 ≥ 4 m^2。储镜柜应放置在储镜库内，不宜放在诊室内。

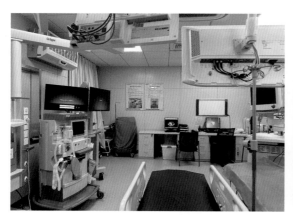

图 3-3　内镜介入治疗室

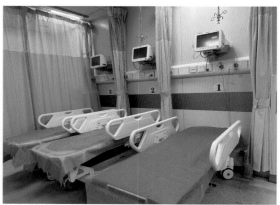

图 3-4　复苏区

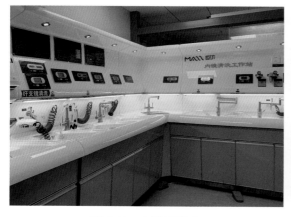

图 3-5　内镜清洗室

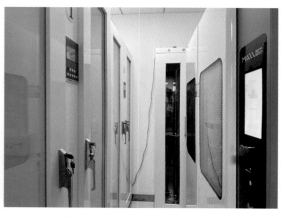

图 3-6　储镜库

6. 库房：根据实际工作量配置库房，建议库房面积 $\geqslant 6\ m^2$。如使用的高水平消毒剂属于危化品，则应设置危化品储存室。

7. 设备间：有条件的建议配置设备间，用以集中放置各种仪器设备。可毗邻介入诊室，便于取用。

8. 通道划分：应建立"三区二通道"，将工作人员与患者通道区分开，将清洁区、污染区、半污染区划分开。

9. 其他工作区域：应配置更衣室、医生办公室、浴室、会议室等区域。

二、气流设计

呼吸内镜中心设计中应充分考虑可能接诊经空气、飞沫传播的呼吸道传染病时的空气清洁需求，进行科学合理的气流设计，应注意以下几方面。

1. 呼吸内镜诊室和清洗室（尤其是清洗室）应设有可以自然通风的门窗。

2. 新风设计：内镜中心宜设立独立的新风系统。新风系统新风出风口应设置在工作人员头顶上方，回风口/排风口应设置在患者脚侧的下方，由此实现洁净气流由上送出、污染空气由下回流/排放。

3. 考虑到"平疫结合"的需求，对于没有负压诊室的呼吸内镜中心宜在回风口/排风口设置可安装空气过滤装置的功能部位，以便于污染空气经过过滤后回风或向外排放，减少对外界空气的污染。

三、设施设备配置

1. 常规设施设备：开展诊疗需配置内镜主机、光源；内镜清洗消毒需配置清洗工作站、全自动内镜清洗机、微波震荡仪；需配置储镜柜，以悬挂式为佳；需配置开展呼吸内镜下介入治疗需使用的相关设备。

2. 诊室操作间内必须配备医疗气体管道（氧气、空气、负压）、各种负压吸引设备及气体管道接口，具有良好的通风条件。诊疗室应配备心电监护仪、除颤仪、吸氧装置、气管插管、喉罩、简易呼吸器、止血药品和器械、各类麻醉及急救药品。

3. 内镜清洗消毒室配备应符合《软式内镜清洗消毒技术规范》要求。

4. 诊室物品配置、摆放、运转等须符合消防安全、电力保障等相关要求。

第二节　呼吸内镜中心的管理

科学、规范的管理是呼吸内镜中心高效运转的关键，而完善的制度体系是呼吸内镜中心高效运转的基石，与时俱进的制度更新又是制度持续发挥效能的保障。呼吸内镜中心的管理体系应包括制度、预案和标准操作规程。

一、制度

1. 服务管理制度：内镜中心作为窗口部门，在服务规范、患者接诊方面应建立相关制度进行行为规范，如内镜中心服务管理制度；同时还应建立诊室管理制度、交接班制度、重点环节管理制度、重点区域管理制度、各类岗位职责等。

2. 诊疗安全制度：结合呼吸内镜诊疗特点，应建立查对制度、身份识别制度、标本管理制度、不良事件管理制度等。

3. 教学管理制度：如进修管理制度、实习管理制度、见习管理制度、参观学习管理制度等。

4. 院内感染管理制度：呼吸内镜中心是院内感染管理重点监控科室，应建立并健全相关制度，如消毒隔离制度、院内感染管理小组工作制度、感染管理监控制度、感染管理质量督查制度等。

5. 职业安全管理制度：如 X 线放射工作制度、放射防护制度等。

二、预案

针对呼吸内镜诊疗可能出现的并发症制订相关应急预案，并定期按预案演习，如咯血的抢救预案与急救流程、低血糖晕厥应急预案、患者防摔伤应急预案、猝死应急预案、术中出血 / 大出血应急预案、心搏骤停患者的抢救预案与急救流程、内镜中心紧急意外事件应急预案及流程，以及突发公共卫生事件应急预案等。

三、标准操作规程

除了可以建立相关诊疗技术的标准操作规程（standard operating procedure，SOP），用以规范指导医生、护士、专业消毒人员等更标准化地完成工作，同时应结合呼吸内镜中心可能接诊呼吸道传染病（如结核病）、接触有毒有害化学制剂（如高水平消毒剂）等情况，制定相关的 SOP，如高水平消毒剂暴露 SOP、清洗剂暴露 SOP、乙肝暴露 SOP 等。

第三节　呼吸内镜中心的组织架构

科学合理的管理体系，有助于呼吸内镜中心的高效运转。呼吸内镜诊疗体量决定了人员设置数量。可以根据人员数量、岗位特点、工作类别进行人员分组，各组之间工作职责独立又互相交叉融合，从而充分调动所有人力，达到安全、高效的目的。

一、工作分组

根据运转需求及中心规模、接诊量情况设置工作分组，一般可分为以下几组。

1. 医疗组：完成日常呼吸内镜诊疗操作，开展新技术业务，不断加强专业知识学习及相关学术研究，提升学科影响力等。

2. 护理组：完成日常呼吸内镜诊疗操作配合，推进新技术业务，不断加强专业知识学习及呼吸内镜相关护理问题研究，提升学术影响力等。

3. 院内感染管理组：完成日常内镜清洗消毒工作，做好相关文书记录并妥善保存，做好呼吸内镜中心生物学监测相关工作，督促全体工作人员按要求做好诊室物体表面消毒、空气消毒工作，有计划地带领各组人员进行院内感染管理相关学习并进行考核，做好记录和存档工作以及其他院内感染管理相关工作。

4. 技术组：维护保养中心各种仪器设备、信息系统，能处理常见的问题故障，并做好记录及档案保存，协助完成相关科研数据的收集整理汇总分析，根据中心业务需要开展床旁病理检测工作等。

5. 后勤组：完成麻醉术后患者及危重患者转运，标本转运，物资、耗材等领取和运送，指引患者有序分流、候诊，完成相关预约、环境清扫保洁工作等。

二、岗位设置

1. 主任/副主任：呼吸内镜中心实行主任负责制，对呼吸内镜中心实施全面管理。在各级领导的指导下，负责中心的医疗、教学、科研、预防、精神文明建设以及行政管理工作等。督促中心的人员认真执行各项规章制度和技术操作常规，严防并及时处理差错事故。制订中心的工作计划，组织实施，经常督促检查，按期总结汇报。指导各项内镜业务安全、顺利开展。积极引入新技术，推进内镜中心专业技术不断完善、创新、提升。定期组织完成相关质量总结，推进内镜诊疗服务质量。带领全科人员积极开展科研工作。配合上级部门完成其他相关任务。

2. 主治医师：在呼吸内镜中心主任领导与指导下开展工作。执行各项医疗管理制度、医疗工作安排及诊疗规范以及与本岗位相关的各项规定。按照操作规程开展各项工作，及时查看医院公布的各项规章制度并执行。按要求协助完成常规呼吸内镜诊疗工作。检查内镜中心各项工作的开展情况，指导护士及工人等内镜中心各项工作。按要求配合做好医疗质量控制、院内感染管理工作。

3. 住院医师：在呼吸内镜中心主任和主治医师领导与指导下开展工作。执行各项医疗管理制度、医疗工作安排及诊疗规范以及与本岗位相关的各项规定。按照操作规程开展各项工作。做好常规呼吸内镜诊疗工作，协助主治医师开展内镜中心各项业务工作。

4. 护士长：协助科主任做好科室行政管理工作。督促并指导护士和呼吸内镜消毒工人做好呼吸内镜清洗消毒工作和保养工作。配合各个部门做好院内感染管理控制工作。配合医生做好各类业务工作，并负责本科室的护理及相关教学、科研等工作的指导、推进与落实。负责科室财产的保管，协同技术人员做好设备的保修、保养与记录等。

5. 护士：配合完成各项呼吸内镜诊疗工作。执行操作规程，做好"三查七对"、标本管理。术中密切观察患者，发现问题立即与医生联系。配合护士长做好诊室各类人员管理、院内感染控制管理、诊室安全管理、出入账管理、仪器设备管理等相关工作。

6. 后勤人员：因各个医院工勤人员管理归属不一，相关管理规定可能存在不同，但必须与呼吸内镜中心工作需求相符合、相融合。

（于冬梅）

◆ **参考文献** ◆

[1] 国家消化内镜专业质控中心，中国医师协会内镜医师分会，中华医学会消化内镜学分会. 中国消化内镜诊疗中心安全运行指南 (2021)[J]. 中华消化内镜杂志，2021, 38(6): 421-425.

[2] 中华人民共和国国家卫生和计划生育委员会. 软式内镜清洗消毒技术规范：WS 507—2016[S]. 2016.

[3] 中华人民共和国国家卫生健康委员会办公厅. 国家卫生健康委办公厅关于印发内镜诊疗技术临床应用管理规定及呼吸内镜诊疗技术等 13 个内镜诊疗技术临床应用管理规范的通知 [EB/OL]. (2019-12-12)[2022-12-13]. http://www.nhc.gov.cn/yzygj/s3585/201912/994f74193202417e957adbc1fc601fb5.shtml.

[4] 中华人民共和国国家质量监督检验检疫总局，中国国家标准化管理委员会. 医院消毒卫生标准：GB 15982—2012[S]. 2012.

第四章
可弯曲支气管镜的清洗消毒

可弯曲支气管镜是软式内镜的一种，因其本身管腔细、管道长、结构复杂等原因，导致清洗消毒难度较大。国内外均曾有因内镜消毒失败导致患者感染，甚至因感染了超级细菌而造成患者死亡的报道。由此，软式内镜有效的清洗消毒的问题一直是业内关注的焦点。支气管镜的清洗消毒应当遵循《软式内镜清洗消毒技术规范》落实。主要有 2 种方式，即手工高水平消毒和内镜清洗机高水平消毒。

第一节　手工高水平消毒

一、预处理

内镜诊疗结束，关闭图像处理器及冷光源后，应当立即在诊室内完成如下预处理。

用内镜专用预处理湿巾或含有清洗剂的纱布等对内镜插入部由上而下直至CCD玻璃处进行擦拭，去除表面附着污物。随后将插入部置入配置好的清洗液中或者内镜专用预处理液中抽吸，将钳道进行初步的冲洗，时间至少30秒；同时注意观察负压吸引管道中的液体，当液体清亮、无肉眼可见的污渍且管壁无挂壁污渍时预处理完成。若有条件，负压吸引管道可一用一换；若条件不具备，当负压吸引管道管壁上有无法冲洗干净的挂壁污渍时应及时予以更换。预处理结束，将内镜与图像处理器、冷光源断开后盖上防水帽，放入转运车内送至清洗室进行清洗消毒。

支气管镜清洗
消毒操作流程

二、测漏

支气管镜最常见的损坏就是各种原因导致的漏，所以测漏是判断内镜好坏最重要的手段，可以及时发现内镜是否损坏，并及时采取措施降低内镜损坏程度、减少维修成本。测漏分为干测和湿测两个步骤。

（一）干测

干测（图4-1），顾名思义，就是需保持内镜在无水干燥的环境下进行测试。

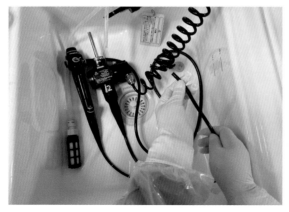
图 4-1　干测

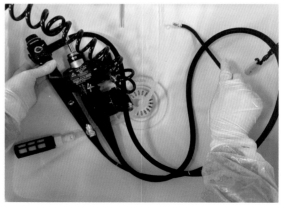
图 4-2　湿测

　　拆下负压吸引按钮和活检帽，连接测漏仪，启动设备后注意观察压力变化：如果内镜完好，压力应可持续上升至设置范围。同时用拇指、示指轻轻捏弯曲部橡皮，感受弯曲部橡皮是否有膨隆的感觉。一根好的支气管镜此时弯曲部会有轻微的膨隆感，但是由于支气管镜很细小，所以这种感觉常常不是很明显。如果内镜已经有较严重的损坏，那么干测的时候我们就会发现测漏仪的压力始终无法到达设置的压力值，此时则不建议继续进行湿测，以避免液体经损坏的空隙侵入支气管镜内部而加重内镜损伤程度。

　　（二）湿测

　　湿测（图 4-2）步骤如下。

　　1. 把干测没有异常的支气管镜放入水中，水需将镜体全部浸没。

　　2. 用水枪或空针抽吸水注入钳道及负压吸引口内，将其中的气体驱赶出来，使管腔内充满液体，以避免测漏时管腔内残留的气体逸出而影响结果判断。

　　3. 用纱布或内镜专用清洗布驱除附着在支气管镜表面的小气泡，以减少对测漏结果观察的影响。

　　4. 打开测漏仪，待到达测试压力范围时开始观察水中是否有气泡逸出，观察时间和顺序为：向上扳动方向操纵杆使弯曲部向上弯曲并维持 30 秒左右（不同品牌的支气管镜要求不同，请参照说明书）；向下扳动方向操纵杆使弯曲部向下弯曲并维持 30 秒左右；放松弯曲部观察插入部、手柄部、导光软管部等各个部位是否有气泡逸出。如果没有气泡逸出，则说明支气管镜完好，可以清洗消毒后继续使用；如果发现有任何一个部位有气泡逸出，则提示该支气管镜可能已经损坏，此时，建议立即停止测漏。

　　5. 测漏结束，将水全部排放完毕后，才可以取下与内镜连接的测漏仪适配器，以防在水中断开时造成液体倒吸入内镜内部，对支气管镜造成损伤。

　　（三）释压

　　测漏结束后需要将测漏时注入支气管镜内部的压力释放出来，这个步骤叫作释压。不同型号、不同品牌的支气管镜释压需求和方法可能不同，所以这个步骤要注意参照说明书或者询问设备工程师再执行。

关于已经有了漏点的内镜送出维修前是否还要清洗消毒，需与维修单位沟通确认。有些维修单位具有对内镜消毒甚至是灭菌的能力，所以，为了降低液体进入内镜内部加重内镜损伤的风险，可不再对已经有漏点的内镜进行全程清洗消毒，可用清洗液、消毒液对内镜进行简单的处理后送出维修。但是如果必须清洗消毒后才能送修时，可以有2种应对方式：第一种，可以带压清洗，即保持测漏仪始终工作的状态下完成全程的清洗消毒；第二种，用防水胶布妥善封闭漏点后再清洗消毒。

三、清洗

（一）配置清洗液

在配置清洗液之前，需先查看说明书，了解清洗剂的特点，如是否为低泡型产品、配置浓度、温度以及与内镜的最短接触时间等。因为一定温度范围的温水能促使清洗剂发挥更好的效果，所以在配置清洗液的时候，建议根据说明书的推荐选择合适的水温，并按浓度要求正确配置清洗液。配置好的清洗液需能将内镜完全浸泡且没有任何部位暴露于液体表面。

（二）刷洗

1. 将使用后的支气管镜全部浸没于清洗液中。使用水枪冲洗各腔道，直至冲出的水无肉眼可见的污物。

2. 用低絮织物擦洗内镜外表面，先端部的CCD玻璃处应轻柔擦拭，减少表面磨损。使用后的擦拭布若为反复使用的，需跟内镜一起完成全部清洗消毒流程后再用于下一根内镜的清洗；若为一次性的，则需用后即弃。

3. 用长刷刷洗各个腔道需两头见刷，短刷刷洗腔道口。每一次刷洗均需在清洗液中洗净刷毛后再进行下一次的刷洗，反复多次，直至刷毛无附着黏液及肉眼可见的污物。清洗刷若为反复使用的，需跟内镜一起完成全部清洗消毒流程后再用于下一根内镜的刷洗；若为一次性的，则需用后即弃。刷洗完毕后正确连接灌流管道进行清洗液的全管道灌流，灌流时间根据清洗剂说明书要求设置。灌流结束后注气30秒。清洗结束后，弃去清洗液，更换新的清洁的手套，将清洗好的支气管镜移至漂洗槽中。

四、漂洗

连接灌流管道，打开水，在流动水下对支气管镜进行彻底的漂洗，将表面及管腔内附着的清洗液彻底除去。灌流时间2分钟，灌流结束注气30秒。漂洗结束后对支气管镜进行初步干燥后移至浸泡槽中。

五、浸泡

连接灌流管道，消毒液须能将支气管镜完全浸没。灌流时间应参照消毒液使用说明书设置，灌流结束注气30秒。浸泡结束后，更换新的清洁的手套将已经消毒好的支气管镜移至末洗槽中。

六、末洗

末洗应使用纯化水或灭菌水。连接灌流管道，打开水，在流动水下对支气管镜进行彻底的漂洗，将表面及管腔内附着的消毒液彻底除去。灌流时间 2 分钟，灌流结束注气 30 秒。末洗结束后将支气管镜移至干燥台上。

七、干燥

连接酒精灌流管道进行灌流，灌流结束注气 30 秒。用气枪吹干各个腔道，用灭菌纱布擦干内镜外表面。

八、使用 / 储存

需继续使用的支气管镜安装好负压按钮及活检帽备用，当日不再使用的支气管镜进一步检查支气管镜外表面有无损伤，可再用酒精纱布擦拭外表面，重点擦拭手柄部、各个快捷键按键、方向操纵杆、各个部位的接缝处、CCD 玻璃等关键部位，随后放入储镜柜中悬挂储存。

第二节　内镜清洗机高水平消毒

全自动内镜清洗机（以下简称清洗机），是可用于软式内镜高水平消毒甚至灭菌的专用设备。清洗机与手工清洗相比较，主要具有以下优势：①对环境友好，消毒液全程密闭于设备中，可有效减少因消毒液挥发而造成的环境污染，以及对人体健康的影响；②程序一经设定就不会自行变更，确保了清洗消毒的每一个环节、步骤都一丝不苟地得以执行，而手工清洗难免会受到各种其他因素的影响；③减少了手工清洗时内镜在各个槽之间的频繁移动，从而降低了因清洗消毒造成的内镜意外损伤。

一、入机前流程

在把使用后的支气管镜放入清洗机中清洗消毒之前，需参照本章第一节中"预处理""测漏""清洗""漂洗"流程进行入机前的处理。在这 4 项流程全部完成后，方可放入清洗机中开始高水平消毒。

二、入机清洗消毒

将支气管镜正确连接至清洗机各管路上，检查支气管镜放置是否合理、管道连接是否正确（图 4-3），确认每根内镜之间没有相互挤压（图 4-4）等情况，方可启动清洗机开始高

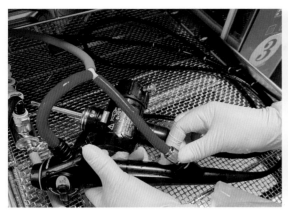
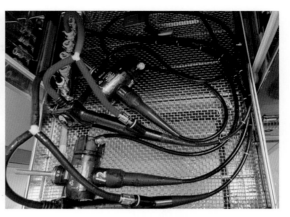

图 4-3　正确连接管道　　　　　　　图 4-4　妥善放置无挤压

水平消毒。

三、干燥

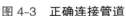

具有干燥功能的清洗机，流程结束后，支气管镜从内到外已经全部干燥，无需再进行手工干燥；不具备干燥功能的清洗机，支气管镜高水平消毒完毕后需要进行手工干燥，方法参照本章第一节"干燥"流程。

四、使用 / 储存

参照本章第一节"使用 / 储存"流程。

第三节　辅助工作

支气管镜的高水平消毒流程中，还有一些环节需要高度重视并严格按规范落实。

一、消毒液浓度

消毒液的有效性是内镜高水平消毒成败的关键。所以，消毒液的浓度是否合格、是否能够继续使用必须实时监测。

当前，我们用于内镜高水平消毒的消毒液主要有重复使用和一次性使用两类。对于重复使用的消毒液，根据《软式内镜清洗消毒技术规范》（以下简称"规范"）规定，"重复使用的消毒剂或灭菌剂配置后应测定一次浓度，每次使用前进行监测"，故一般临床习惯于每天开始工作前测试 1 次，对于测试结果不合格的消毒液要及时更换。当产品说明书中明确了该消毒液最大内镜消毒数量时，根据规范规定，"消毒内镜数量达到规定数量的一半后，应在每条内镜消毒前进行测定"，即此时开始在消毒每一根支气管镜前都应当先测试消毒液的浓度是否还合格，故我们在选择和使用消毒液的时候务必注意产品特点。一次性使用的消毒液，需向产品提供商了解测试方法。

消毒液浓度有效性的判断中应注意：①当浓度测试显示消毒液在有效范围内时，该消毒液可以继续使用，否则应立即停止使用；②当已配置好的消毒液使用时长超过了说明书规定的时长时，即便浓度测试提示消毒液仍然有效，也不能再继续使用，应立即更换；③一次性使用的消毒液使用后须立即排放，不得复用。

不同的消毒液浓度测试方法不一（图 4-5 和图 4-6），需要认真参照产品说明书并使用配套的试剂 / 试纸进行测试，禁止因各种原因采用相关替代品进行测试。

二、超声清洗

复用的附件，如复用的介入治疗附件，包括复用的清洗刷、复用的负压吸引按钮、活检帽等需在清洗液中刷洗、流动水下漂洗后，放入超声震荡仪中进一步震荡清洗。震荡时间应参照规范要求、微波震荡仪使用说明书及清洗剂的使用说明三方要求来确定。超声清洗使用的清洗液宜现用现配，用后即弃。

三、灭菌

根据规范规定，进入人体无菌组织、器官或接触破损皮肤、破损黏膜的软式内镜及附件应进行灭菌。纵观各品牌的呼吸内镜，目前主要的灭菌方式为环氧乙烷灭菌（具体参见品牌说明书执行），但是环氧乙烷灭菌存在着时间长的问题，无法满足内镜每天高周转率的需求。当前各大呼吸内镜中心 / 室使用的一些高水平消毒剂也具有灭菌能力，所以大家也在纷纷采用此类消毒液进行灭菌，从而向规范靠拢。

四、生物学监测

内镜中心的生物学监测涉及面比较广，除了有内镜采样，还有其他物体的表面采样、

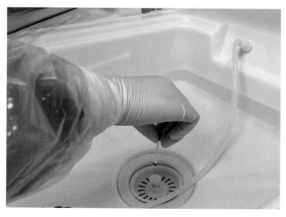

图 4-5　浓度测试

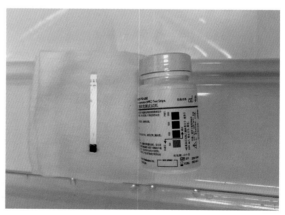

图 4-6　浓度判断

手卫生采样、消毒 / 灭菌剂采样、末洗水（即纯化水 / 灭菌水）采样等。采样方式方法均可参照《医院消毒卫生标准》执行，需要注意的是，消毒后的内镜钳道内采样应"采用无菌注射器抽取 50 mL 含相应中和剂的洗脱液，从活检口注入冲洗内镜管路，并全量收集（可使用蠕动泵）送检"。采集的标本应及时送检，无法及时送检时，可将标本暂存于 4℃冰箱中。

五、文书记录

内镜清洗消毒相关文书应妥善保存，内镜清洗记录以使用相关信息追溯系统记录为宜，不仅便于保存，也便于查询。消毒剂浓度监测记录的保存期应不少于 6 个月，其他监测资料保存期应不少于 3 年。

（于冬梅）

◆ 参考文献 ◆

[1] 中国医学装备协会 . 非一次性使用消化内镜再处理操作规程：T/CAME 35—2021[S]. 2021.
[2] 中华人民共和国国家卫生和计划生育委员会 . 软式内镜清洗消毒技术规范：WS 507—2016[S]. 2016.
[3] 中华人民共和国国家质量监督检验检疫总局 , 中国国家标准化管理委员会 . 医院消毒卫生标准：GB 15982—2012[S]. 2012.

第五章

支气管镜操作相关解剖

呼吸系统是人体与外界空气进行气体交换的一系列器官的总称，包括鼻、咽、喉、气管、支气管及由大量的肺泡、血管、淋巴管、神经构成的肺，以及胸膜等组织。呼吸道以喉部为界，将鼻、咽、喉称为上呼吸道，气管及以下的气体通道（包括肺内各级支气管）称为下呼吸道。掌握呼吸系统的结构解剖，是学习支气管镜操作的基础。

第一节　上呼吸道解剖

一、鼻部解剖

鼻由外鼻、鼻腔和鼻窦组成。鼻腔由鼻中隔分为左右两腔。鼻中隔前下方黏膜内动脉血管汇聚成丛，该区是鼻出血的好发部位。

鼻腔为一顶窄底宽的狭长腔隙，前起前鼻孔，后止于后鼻孔，与鼻咽部相通。以鼻阈为界，每侧鼻腔包括鼻前庭及固有鼻腔两部分。鼻前庭由皮肤覆盖，表面分布皮脂腺、汗腺及鼻毛。固有鼻腔（简称鼻腔），由黏膜覆盖，有顶、底、内、外四壁。外侧壁分布上、中、下鼻甲，以及对应的上、中、下鼻道（图 5-1）。当患者为仰卧位，气管镜经鼻腔进镜

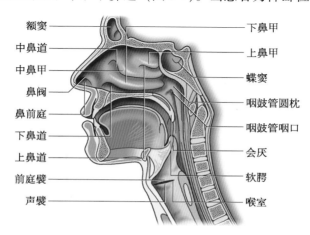

图 5-1　上呼吸道解剖示意图

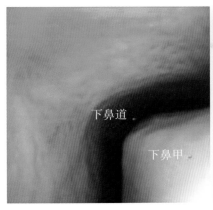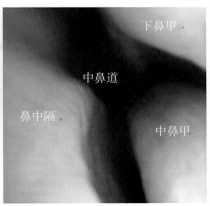

图 5-2　中鼻道及下鼻道镜下表现

时，从上到下分别可见下鼻道、中鼻道及上鼻道，气管镜可经中鼻道或下鼻道进镜，无法经上鼻道进镜。镜下下鼻甲与鼻中隔之间的下鼻道呈"弯月形"，中鼻甲、鼻中隔与下鼻甲之间的中鼻道呈"三角形"（图 5-2）。

二、咽部解剖

咽是人体呼吸道和消化道上端共同的通道，上起颅底下至第 6 颈椎平面，长约 12 cm，前后扁平，上宽下窄，略成漏斗形，下端相当于环状软骨下缘与食道口相延续。咽是人体从外界获取空气和食物的共同通道，以软腭下缘和会厌上缘为界，咽部自上而下分为鼻咽、口咽和喉咽三部分。

在鼻咽的两侧壁上，相当于下鼻甲后方约 1 cm，各有一开口，此口呈镰状或三角形，称为咽鼓管咽口。咽腔经此口通过咽鼓管与中耳的鼓室相通。咽鼓管咽口平时是关闭的，当吞咽时或用力张口时，空气通过咽鼓管进入鼓室，以维持鼓膜两侧的气压平衡。咽部感染时，细菌可经咽鼓管波及中耳，引起中耳炎。在鼻咽部，咽鼓管圆枕后方与咽后壁之间的纵行深窝称咽隐窝，是鼻咽癌的好发部位。

三、喉部解剖

喉是上呼吸道组成部分，也是发音器官，上界是会厌上缘，下界是环状软骨下缘，在第 3~6 颈椎体的前方。上通喉咽，下接气管，是下气道的门户。喉由喉软骨、喉肌和喉黏膜组成。

（一）喉软骨

喉软骨构成喉的支架，包括单一的甲状软骨、环状软骨、会厌软骨和成对的杓状软骨、楔状软骨、小角软骨，共 9 块（图 5-3）。

1. 甲状软骨：是喉软骨中最大的一块，由两块前缘相互融合的近似四边形的软骨板组成，构成喉的前壁和侧壁。左、右板融合处称前角，前角上端向前突出称喉结，在成年男

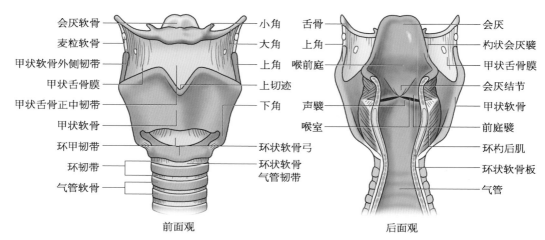

图 5-3 喉软骨解剖示意图

子尤为显著。喉结上方呈"V"形的切迹称上切迹。左、右板的后缘均向上下发出突起，称上角和下角。上角较长，借韧带与舌骨大角相连；下角较短，内侧面有关节面，与环状软骨相关节。

2. 环状软骨：位于甲状软骨下方，由前部窄低的环状软骨弓和后部高而宽阔的环状软骨板构成。环状软骨弓平对第 6 颈椎，构成喉下份的前外侧壁，是颈部的重要标志之一。环状软骨弓与板交界处，两侧各有一关节面与甲状软骨下角相关节。环状软骨为喉和气管中唯一呈完整环形的软骨，对支撑呼吸道有极为重要的作用，损伤后易引起喉狭窄。

3. 会厌软骨：形似树叶，上宽下窄。下端狭细的会厌软骨茎借韧带连于甲状软骨前角内面。会厌软骨的前、后面均被覆黏膜构成会厌。会厌位于喉口的前方，当吞咽时，喉上提，会厌关闭喉口，可防止食物误入喉腔。

4. 杓状软骨：近似三棱锥形，可分一尖、一底、两突和三面。底朝下与环状软骨板上缘的关节面相关节。由底向前伸出的突起，有声韧带附着，称声带突。由底向外侧伸出的突起，有喉肌附着，称肌突。

（二）喉口

喉口近似前高后低的三角形，是喉腔的上口。由会厌上缘、杓会厌襞及杓间切迹所围成（图 5-4）。正常呼吸时，喉口平面朝后上方，呈开放状态；当吞咽时即关闭。喉口两侧各有一深凹，称梨状隐窝，为异物易嵌顿滞留的部位。局部麻醉下，当气管镜到达喉口位置时，可通过气管镜钳道在梨状隐窝附近喷洒利多卡因，以增加局部麻醉效果。

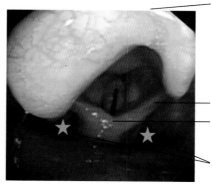

图 5-4 喉口镜下表现

（三）喉腔

喉腔是由喉软骨、韧带、纤维膜、喉肌和喉黏膜等共同围成的管腔。上起自喉口，与喉咽相通，下通气管，与下呼吸道相连。内面衬以黏膜，喉腔黏膜亦与咽和气管的黏膜相连续。喉腔被前庭襞和声襞两对黏膜皱襞从上至下分为喉前庭、喉中间腔和声门下腔三个部分（图 5-5）。

1. 喉前庭：最宽大，位于喉口与前庭襞之间，呈上宽下窄漏斗状，前壁中下份有会厌软骨茎附着，附着处的上方呈结节状隆起处称会厌结节（图 5-6）。局部麻醉下，气管镜先端部抵在会厌结节附近，此时患者因刺激造成咳嗽，或嘱患者吸气，声门打开，同时推动操作部的方向调节杠杆，使先端部方向朝下，气管镜可顺势进入气管。

2. 喉中间腔：最狭窄，位于声襞与前庭襞之间。声带由声韧带、声带肌和喉黏膜构成。声门裂是位于两侧声襞及杓状软骨底和声带突之间的裂隙，是喉腔最狭窄之处。声门裂前 2/3 在两侧声带之间，称膜间部；后 1/3 位于两侧杓状软骨底和声带突之间，称软骨间部。声带和声门裂合称为声门。

3. 声门下腔：位于声襞与环状软骨下缘之间，上窄下宽，是上下呼吸道的交界处。其黏膜下组织疏松，炎症时易发生喉水肿，尤其是婴儿黏膜下组织疏松，发生炎症时容易水肿导致喉梗阻。

四、支气管镜经鼻进镜过程中的关键解剖位置

局部麻醉经鼻进镜过程中，经鼻道进入鼻后孔，到达咽部入口。如果咽部入口处于关闭状态，可嘱患者吸气，以打开咽部入口。继续进镜，到达喉口，可向双侧梨状隐窝喷洒利多卡因提高局部麻醉效果。气管镜抵住会厌结节，嘱患者吸气，声门打开，同时推动操作部的方向调节杠杆，使先端部方向朝下，气管镜顺势进入气管（图 5-7）。

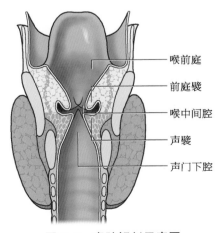

图 5-5 喉腔解剖示意图

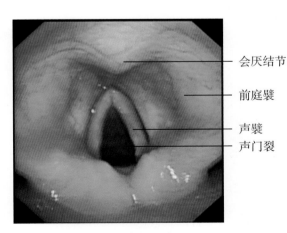

图 5-6 喉前庭镜下表现

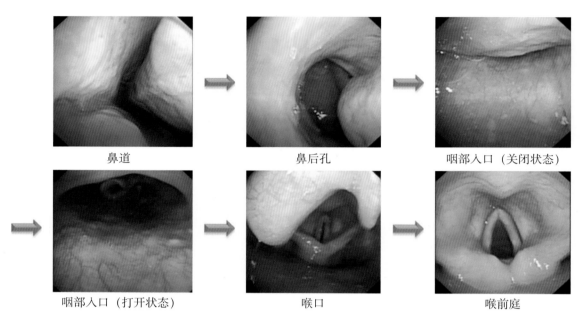

| 鼻道 | 鼻后孔 | 咽部入口（关闭状态） |

| 咽部入口（打开状态） | 喉口 | 喉前庭 |

图 5-7　支气管镜经鼻进镜过程中的关键解剖位置的镜下表现

第二节　气管及支气管解剖

一、气管

　　气管由软骨、肌肉、结缔组织和黏膜构成，位于环状软骨至隆突水平，分为软骨环部和膜部。软骨为"C"字形的软骨环，缺口向后，各软骨环以韧带连接起来，环后方缺口处由平滑肌和致密结缔组织连接，保持了持续张开状态。管腔衬以黏膜，表面覆盖纤毛上皮，黏膜分泌的黏液可黏附吸入空气中的灰尘颗粒，纤毛不断向咽部摆动将黏液与灰尘排出，以净化吸入的气体（图 5-8）。

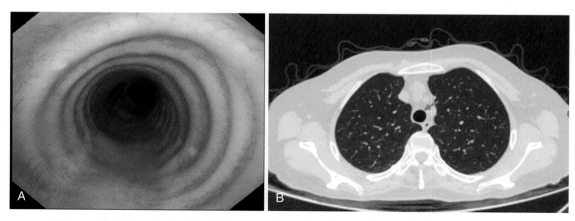

图 5-8　气管镜下及 CT 影像表现。A. 镜下表现。B. CT 影像表现（箭头所指为气管）

气管直径通常男性是 18~20 mm，女性是 16~18 mm。气管支气管巨大症（Mounier-Kuhn 综合征）最早于 1932 年由 Mounier-Kuhn 报道。此病为先天性疾病，较为罕见。影像学表现为男性气管直径＞ 27 mm，女性气管直径＞ 23 mm，显著的气管和肺段支气管扩张，气管支气管壁软化、变形及形成憩室。黏膜纤毛功能障碍，以及气道难以排出内分泌物，可导致反复出现下呼吸道感染。临床症状多为慢性咳嗽咳痰、呼吸困难、咯血，与肺反复感染有关。支气管镜和活检仍是诊断此疾病的金标准。对于该综合征的治疗，通常药物治疗，以控制感染为主，支气管镜治疗则以气道支架和气管支气管成形术为主。

二、隆突

气管隆突是一边缘光滑锐利的矢状嵴突，位于气管的最下端，体表位置相当于胸骨角平面，是左右支气管的分界部位，也是支气管镜检查时的重要解剖标志（图 5-9）。

三、支气管

支气管在肺门内逐渐缩小，呈树状，按其分布情况分为主支气管、肺叶支气管、肺段支气管及细支气管。

（一）右侧支气管

1. 右主支气管：较粗短，长约 2.5~3.0 cm，直径 1.4~2.3 cm，与气管纵轴延长线约成 20°~30° 夹角，故相较于左侧支气管，异物更容易掉入右侧支气管。右主支气管约在第 5 胸椎下缘平面进入肺门，分为三支进入各相应的肺叶（图 5-10）。

2. 右上叶支气管：与右主气管约成 90° 角，开口处大都低于隆突 0.5~1.0 cm，距上叶支气管开口 1.0~1.25 cm 处可分为尖、后、前三段支气管，分别进入各肺段（图 5-11）。

3. 右中叶支气管：距上叶开口 1.0~1.5 cm，开口于前壁，后又分出内侧、外侧段支气管（图 5-12）。

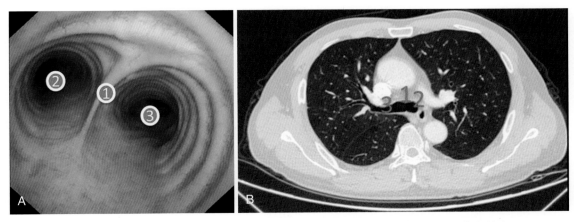

图 5-9　隆突镜下及 CT 影像表现。A. 镜下表现。B. CT 影像表现（1，隆突嵴突；2，左主支气管开口；3，右主支气管开口）

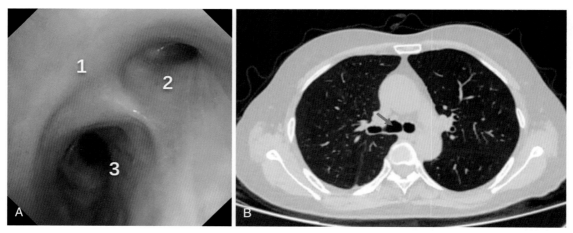

图 5-10　右主支气管镜下及 CT 影像表现。A. 镜下表现。B. CT 影像表现（箭头所指为右主支气管）
（1，右主支气管；2，右上叶；3，右中间支气管）

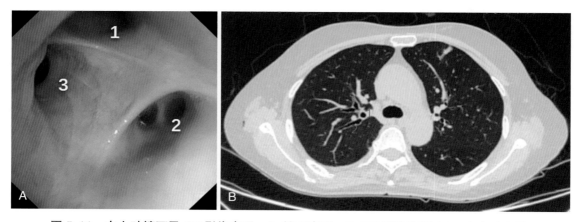

图 5-11　右上叶镜下及 CT 影像表现。A. 镜下表现。B. CT 影像表现（1，右上叶尖段；
2，右上叶后段；3，右上叶前段）

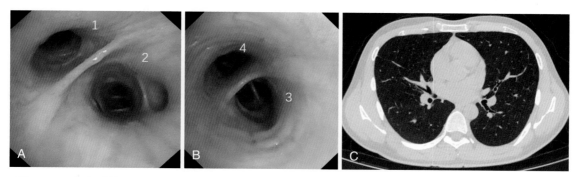

图 5-12　右中叶镜下及 CT 影像表现。A. 右中间支气管下段镜下表现。B. 右中叶支气管镜下表现。
C. CT 影像表现（1，右中叶；2，右下叶；3，右中叶外侧段；4，右中叶内侧段）

4. 右下叶支气管：开口于中叶支气管后下方，分成 5 个段支气管，分别是背段、内侧基底段、前基底段、外侧基底和后基底段支气管（图 5-13）。

（二）左侧支气管

1. 左主支气管：较右侧细而长，位置较水平，与气管纵轴延长线约成 40°～55° 角，长度约为 5 cm，直径 1.0~1.5 cm，在主动脉弓下方及食管、胸淋巴管与下行主动脉的前面，约在第 6 胸椎水平进入肺门，分为左上叶与左下叶支气管（图 5-14）。

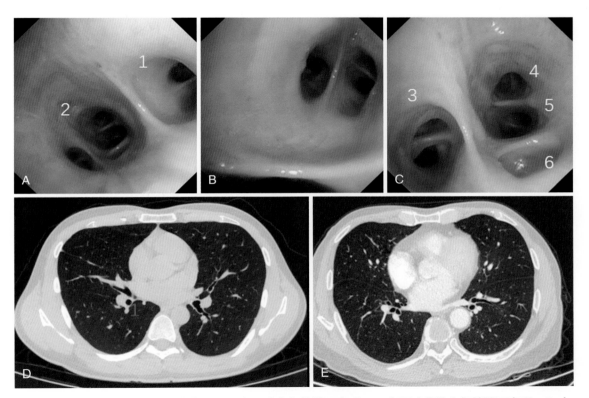

图 5-13　右下叶镜下及 CT 影像表现。A. 右下叶支气管镜下表现。B. 右下叶背段支气管镜下表现。C. 右下叶基底段镜下表现。D. 右下叶背段 CT 影像表现。E. 右下叶基底段 CT 影像表现（1，右下叶背段；2，右下叶基底段；3，右下叶内基底段；4，右下叶前基底段；5，右下叶外基底段；6，右下叶后基底段）

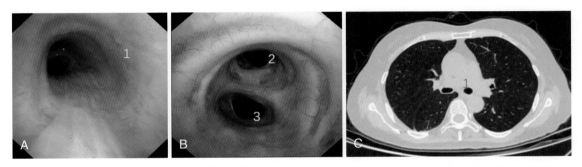

图 5-14　左主支气管镜下及 CT 影像表现。A. 左主支气管镜下表现。B. 左主支气管下段镜下表现。C. CT 影像表现（1，左主支气管；2，左上叶；3，左下叶）

2. 左上叶支气管：从隆突向下约 5 cm 处，于左支气管前外侧，左肺上叶支气管分出进入肺段后，又分出尖后段、前段、上舌及下舌段支气管（图 5-15）。

3. 左肺下叶支气管：在肺上叶支气管的后方继续向下，分为背段、内前基底段、外基底段和后基底段支气管（图 5-16）。

四、各级小支气管

从主支气管至肺泡约有 24 级分支，依次为主支气管（第 1 级）、叶支气管（第 2 级）、段支气管（第 3、4 级）、小支气管（第 5~10 级）、细支气管（第 11~13 级）、终末细支气管（第 14~16 级）、呼吸性细支气管（第 17~19 级）、肺泡管（第 20~22 级）、肺泡囊（第 23 级）和肺泡（第 24 级）。

五、肺的分段

左右两侧支气管分别分为 10 个肺段支气管，详见图 5-17 和图 5-18。

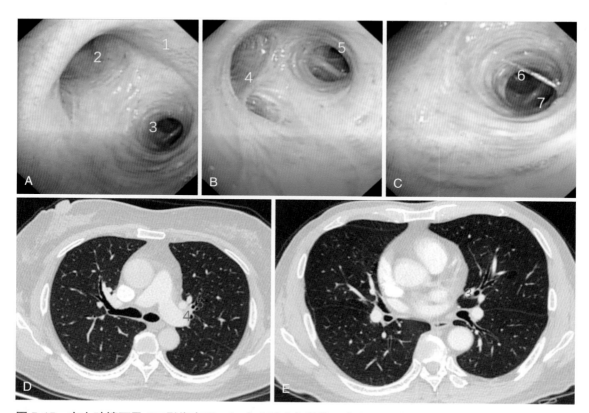

图 5-15　左上叶镜下及 CT 影像表现。A. 左上叶支气管镜下表现。B. 左上叶固有段镜下表现。C. 左上叶舌段镜下表现。D. 左上叶固有段 CT 影像表现。E. 左上叶舌段 CT 影像表现（1，左上叶；2，左上叶固有段；3，左上叶舌段；4，左上叶尖后段；5，左上叶前段；6，左上叶上舌段；7，左上叶下舌段）

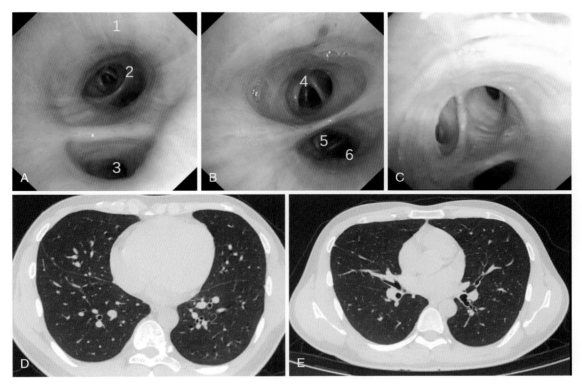

图 5-16　左下叶镜下及 CT 影像表现。A. 左下叶支气管镜下表现。B. 左下叶基底段镜下表现。C. 左下叶背段镜下表现。D. 左下叶基底段 CT 影像表现。E. 左下叶背段 CT 影像表现（1，左下叶；2，左下叶基底段；3，左下叶背段；4，左下叶内前基底段；5，左下叶外基底段；6，左下叶后基底段）

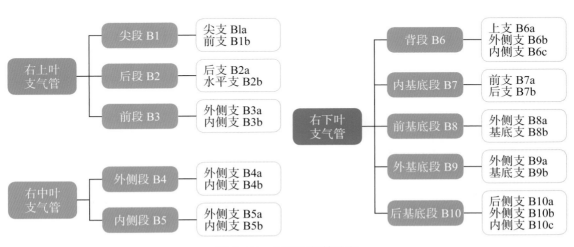

图 5-17　右肺支气管分段

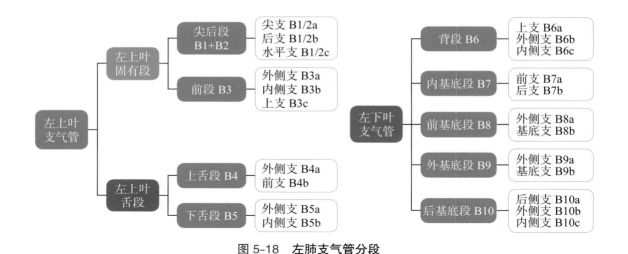

图 5-18　左肺支气管分段

第三节　胸部血管、神经及淋巴结解剖

一、胸部血管

（一）主动脉

主动脉是体循环动脉的主干，是全身最大的动脉。自左心室发出，经肺动脉的右侧向右前上方行，至右侧第 2 胸肋关节高度，呈弓形转向左后方，达第 4 胸椎体下缘的左侧，再转向下行，沿脊柱的前面下降至第 12 胸椎体高度，穿膈的主动脉裂孔进入腹腔，继续在脊柱前面下降至第 4 腰椎体下缘高度，分为左、右髂总动脉和一条细小的骶中动脉。根据主动脉的走行和位置，可将其分为升主动脉、主动脉弓和降主动脉三段。

（二）主动脉弓

主动脉弓是升主动脉的延续，前方为胸骨柄，其右后方有气管、食管等。从右侧第 2 胸肋关节高度，呈弓形转向左后方，达第 4 胸椎左侧下缘处，再转向下移行为降主动脉。主动脉弓全长约 5~6 cm，其下壁与肺动脉分叉部之间有动脉韧带相连（为动脉导管闭锁后的遗迹），并与左支气管相邻。在主动脉弓的下方和壁内，分别有化学感受器和压力感觉器，含有丰富的来自迷走神经的感觉神经末梢。它们能分别感受血液成分和压力改变的刺激，具有反射性的调节呼吸和血压的作用。

在主动脉弓的上壁，从右至左分别向上发出头臂干（无名动脉）、左颈总动脉和左锁骨下动脉三大分支。它们是向头颈和上肢供血的动脉主干。

（三）肺动脉

肺动脉起于右心室，在主动脉之前向左上后方斜行，在主动脉弓下方分为左、右肺动脉，经肺门入肺。

（四）上腔静脉

上腔静脉是心脏部位的一条静脉，位于上纵隔右前部，由左、右头臂静脉在右第1胸肋结合处后方合成，沿第1~2肋间隙前端后面下行，穿心包至第3胸肋关节高度注入右心房，长约7 cm。

（五）奇静脉

奇静脉起自右腰升静脉，在右侧上升至第7~8胸椎高度，接受左侧的半奇静脉和副半奇静脉的横干。奇静脉达第4胸椎高度，形成奇静脉弓转向前行，跨越右肺根上缘，注入上腔静脉（图5-19）。

二、胸部神经

（一）迷走神经

迷走神经在颈、胸、腹均发出多个分支，支配颈部、胸腔内器官及腹腔内大部分脏器，通过传导器官和脏器的感觉冲动及控制心肌、平滑肌和腺体活动来调节循环、呼吸、消化三个系统。

在呼吸系统中，迷走神经支气管支与交感神经共同构成肺丛，发出细支支配支气管、肺。迷走神经末梢释放乙酰胆碱与气道表面的上皮和分泌细胞M型胆碱能受体结合，引起纤毛摆动频率增加和气道黏液分泌增加，与支气管平滑肌的M型胆碱能受体结合，引起支

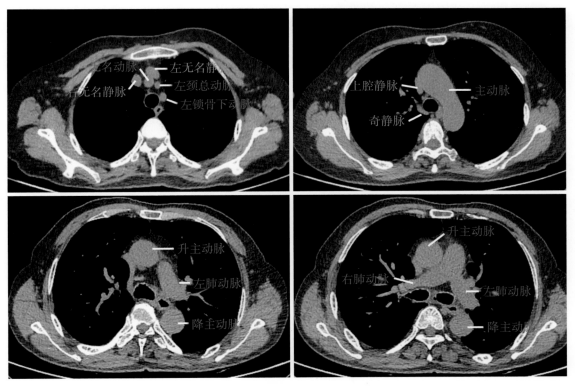

图 5-19　胸部血管 CT 影像表现

气管平滑肌痉挛、支气管收缩、气道张力增加。在肺部，迷走神经参与肺扩张反射，当肺扩张时牵拉呼吸道，使呼吸道扩张，刺激牵张感受器，沿迷走神经传入冲动进入延髓，加速吸气过程转换为呼气过程，使呼吸频率增加。

此外，主动脉体内化学感受器在动脉血氧分压降低、动脉二氧化碳分压或氢离子浓度升高时受到刺激，感觉信号经迷走神经传入脑桥的孤束核，反射性地引起呼吸加深、加快。

（二）喉返神经

喉返神经起自迷走神经，是喉部的主要运动神经，支配除环甲肌以外的喉内诸肌。其左侧喉返神经较右侧长且左侧易受累，单侧损伤造成声嘶。双侧损伤可造成窒息。

（三）膈神经

膈神经由第 3~5 对颈神经的前支组成。膈神经的运动纤维支配膈肌，感觉纤维分布于胸膜、心包、膈下面的部分腹膜。同侧半膈肌受影响，表现为腹式呼吸减弱或消失，严重者可有窒息感。膈神经受刺激时可发生呃逆（图 5-20）。

三、胸部淋巴结

根据国际肺癌研究协会推出的 IASLC 图谱，胸部淋巴结分为第 1~14 组，其中第 1~9 组为纵隔淋巴结，第 10~14 组淋巴结分别为肺门、肺间、叶、段、亚段淋巴结。

（一）第 1 组淋巴结

第 1 组淋巴结即下颈部、锁骨上和颈静脉切迹淋巴结。该组淋巴结上界为环状软骨下缘，下界为双侧锁骨中间及胸骨柄上缘。气管中线将此区域淋巴结分为 1R 和 1L（图 5-21）。

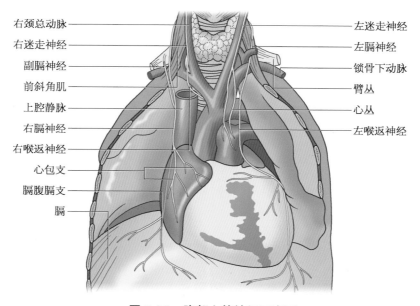

图 5-20　胸部血管神经示意图

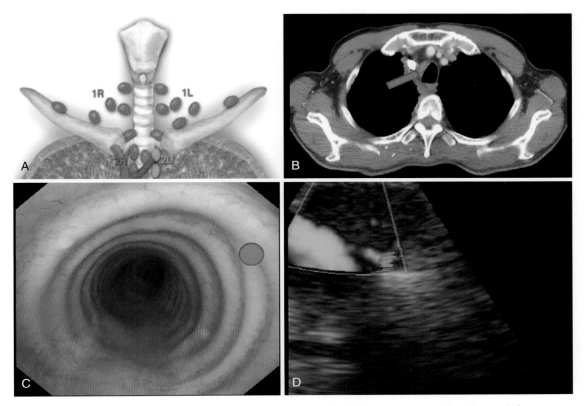

图 5-21　胸部第 1 组淋巴结。A. 第 1 组淋巴结分布示意图。B. 1R 组淋巴结 CT 分布。
C. 1R 组淋巴结镜下位置（红圈所示）。D. 1R 组淋巴结超声图像

（二）第 2 组淋巴结

第 2 组淋巴结即上气管旁淋巴结。该组淋巴结以气管左侧缘为界，分为 2R 及 2L（图 5-22）。其中，2R 上界为右肺尖和胸膜腔之间及胸骨柄上缘，下界为头臂静脉尾侧与上腔静脉交汇处；2L 上界为左肺尖和胸膜腔之间及胸骨柄上缘，下界为主动脉弓上缘。

（三）第 3 组淋巴结

第 3 组淋巴结即血管前或气管后淋巴结。该组淋巴结上界为胸部顶，下界为隆突水平。分为 3a（血管前）和 3p（气管后）组淋巴结（图 5-23）。其中，3a 组淋巴结右侧前者前界是胸骨后，后界是上腔静脉前缘；左侧前界是胸骨后，后界是左颈总动脉。

（四）第 4 组淋巴结

第 4 组淋巴结即下气管旁淋巴结。该组淋巴结以气管左侧缘为界，分为 4R 和 4L（图 5-24）。其中，4R 上界为头臂静脉尾侧和气管的交叉，下界为奇静脉的下缘（图 5-25）；4L 位于气管左侧缘和动脉韧带之间，上界为主动脉弓上缘，下界为左肺动脉干上缘（图 5-26）。

（五）第 5 组淋巴结

第 5 组淋巴结又称为主肺动脉窗淋巴结或主动脉弓下淋巴结，位于动脉韧带外侧，其上界为主动脉弓下缘，下界为左肺动脉上缘（图 5-27）。

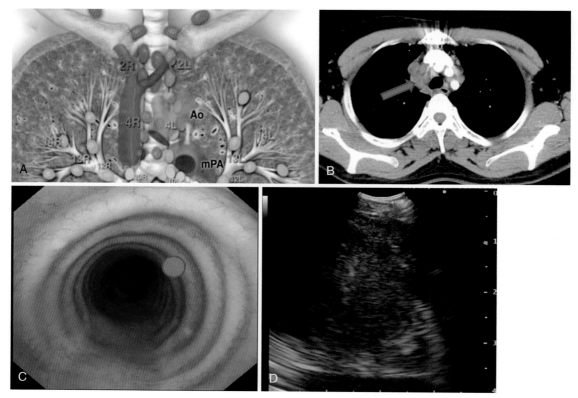

图 5-22　胸部第 2 组淋巴结。A. 第 2 组淋巴结分布示意图。B. 2R 组淋巴结胸部 CT 表现
（箭头所指）。C. 2R 组淋巴结镜下位置（红圈所示）。D. 2R 组淋巴结超声图像

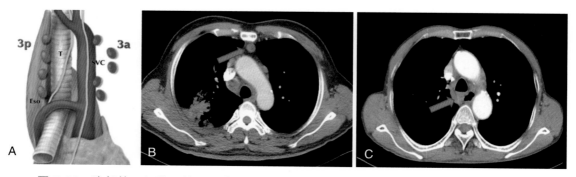

图 5-23　胸部第 3 组淋巴结。A. 第 3 组淋巴结分布示意图。B. 3a 组淋巴结胸部 CT 分布。
C. 3p 组淋巴结胸部 CT 分布

（六）第 6 组淋巴结

第 6 组淋巴结又称主动脉旁淋巴结。该组淋巴结上界为主动脉弓上缘的正切线，下界
为主动脉弓下缘（图 5-27）。

（七）第 7 组淋巴结

第 7 组淋巴结又称隆突下淋巴结。该组淋巴结上界为气管隆突；下界：左侧为左肺下叶

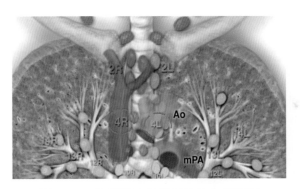

图 5-24　胸部第 4 组淋巴结分布示意图

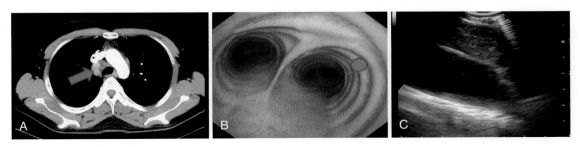

图 5-25　4R 组淋巴结位置分布。A. 4R 组淋巴结胸部 CT 表现（箭头所指）。B. 4R 组淋巴结
镜下位置（红圈所示）。C. 4R 组淋巴结超声图像

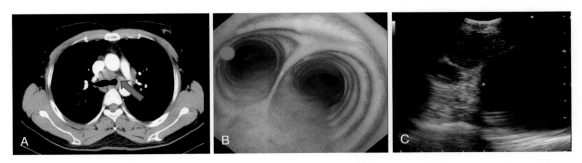

图 5-26　4L 组淋巴结位置分布。A. 4L 组淋巴结胸部 CT 表现（箭头所指）。B. 4L 组淋巴结镜
下位置（红圈所示）。C. 4L 组淋巴结超声图像

支气管的上缘，右侧为中间支气管的下缘（图 5-28）。

（八）第 8 组淋巴结

第 8 组淋巴结又称隆突以下食管旁淋巴结。邻近食管壁，上界：左侧为左肺下叶支气管
的上缘，右侧为中间支气管的下缘；下界为膈肌（图 5-29）。

（九）第 9 组淋巴结

第 9 组淋巴结又称肺韧带淋巴结。位于下肺韧带内的淋巴结，上界是下肺静脉，下界
是膈肌（图 5-30）。

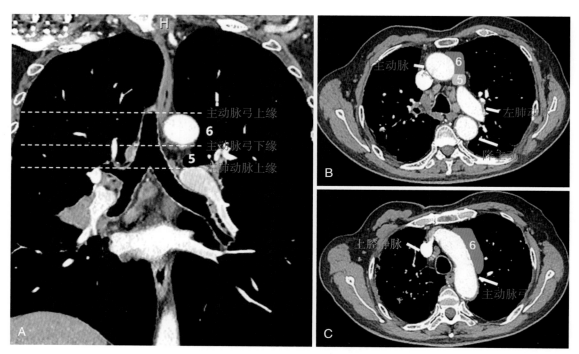

图 5-27　胸部第 5 组和第 6 组淋巴结。A. 第 5 组和第 6 组淋巴结冠状位 CT 分布。B. 第 5 组和第 6 组淋巴结水平位 CT 分布。C. 第 6 组淋巴结水平位 CT 分布

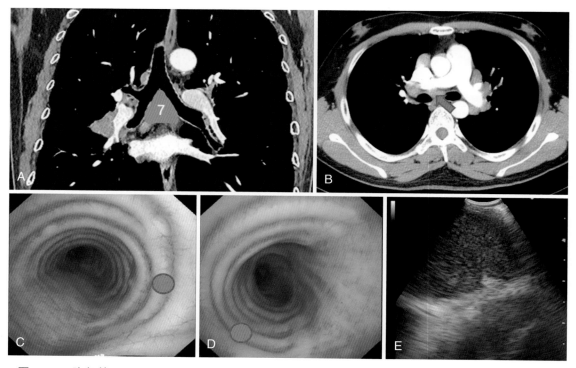

图 5-28　胸部第 7 组淋巴结。A. 冠状位 CT 分布。B. 水平位 CT 分布。C. 左主支气管侧镜下位置（红圈所示）。D. 右主支气管侧镜下位置（红圈所示）。E. 超声图像

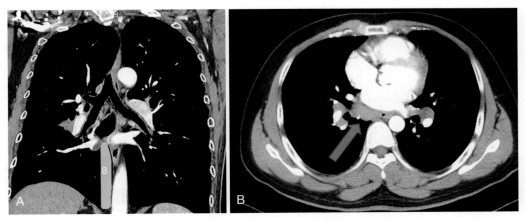

图 5-29　胸部第 8 组淋巴结。A. 冠状位 CT 分布。B. 水平位 CT 分布

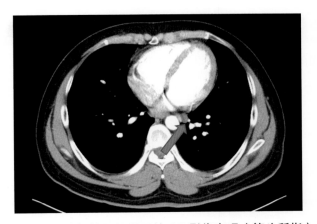

图 5-30　胸部第 9 组淋巴结 CT 影像表现（箭头所指）

（十）第 10 组淋巴结

第 10 组淋巴结为肺门淋巴结。紧邻双侧主支气管和肺门血管，包括肺静脉和肺动脉干近端。上界：10R 为奇静脉下缘，10L 为肺动脉上缘；下界为双侧叶间区域（图 5-31）。

（十一）第 11 组淋巴结

第 11 组淋巴结为叶间淋巴结。位于叶支气管开口之间。右侧共三个肺叶，故又分为 11Rs 和 11Ri，前者位于右上叶和右中间支气管之间，后者位于右中叶和右下叶支气管之间。11L 组淋巴结位于左上叶和左下叶支气管之间（图 5-32）。

（十二）第 12、13、14 组淋巴结

第 12、13、14 组淋巴结分别为叶淋巴结（图 5-33）、段淋巴结及亚段淋巴结，分别邻近叶支气管、段支气管及亚段支气管。

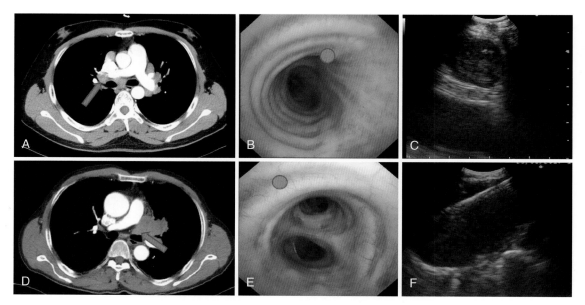

图 5-31　胸部第 10 组淋巴结。A.10R 组淋巴结 CT 影像表现（箭头所示）。B.10R 组淋巴结镜下位置分布（红圈所示）。C. 10R 组淋巴结超声图像。D.10L 组淋巴结 CT 影像表现（箭头所示）。E. 10L 组淋巴结镜下位置分布（红圈所示）。F.10L 组淋巴结超声图像

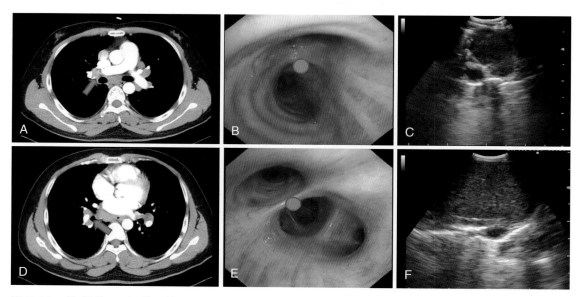

图 5-32　胸部第 11 组淋巴结。A. 11Rs 组淋巴结 CT 影像表现（箭头所示）。B. 11Rs 组淋巴结镜下位置分布（红圈所示）。C. 11Rs 组淋巴结超声图像。D. 11Ri 组淋巴结 CT 影像表现（箭头所示）。E. 11Ri 组淋巴结镜下位置分布（红圈所示）。F. 11Ri 组淋巴结超声图像

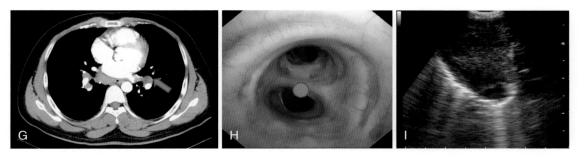

图 5-32（续）　G. 11L 组淋巴结 CT 影像表现（箭头所示）。H. 11L 组淋巴结镜下位置分布（红圈所示）。I. 11L 组淋巴结超声图像

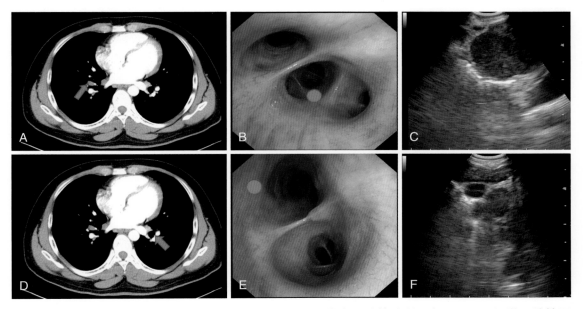

图 5-33　胸部第 12 组淋巴结。A. 12R 组淋巴结 CT 影像表现（箭头所示）。B. 12R 组淋巴结镜下位置分布（红圈所示）。C. 12R 组淋巴结超声图像。D. 12L 组淋巴结 CT 影像表现（箭头所示）。E. 12L 组淋巴结镜下位置分布（红圈所示）。F. 12L 组淋巴结超声图像

　　本章详细地介绍了与支气管镜操作相关的解剖。熟练掌握呼吸系统的结构解剖，是拟将从事支气管镜操作医生的必学知识。本章知识总结如下。

　　• 呼吸道分为上呼吸道和下呼吸道，其中上呼吸道包括鼻、咽、喉，下呼吸道包括气管、支气管。

　　• 右肺以水平裂和斜裂为界，分上、中、下三叶；左肺以斜裂为界，分为上、下两叶。每侧肺均分为十个肺段。

　　• 按照国际肺癌研究协会图谱（IASLC 图谱），胸部淋巴结共分为 14 组，其中第 1~9 组为纵隔淋巴结，第 10~14 组分别为肺门淋巴结、肺间淋巴结、叶淋巴结、段淋巴结、亚段淋巴结。

（杨莉）

◆ 参考文献 ◆

[1] 徐玉东. 人体解剖生理学 [M]. 人民卫生出版社, 2007: 172-175.

[2] Detterbeck FC, Boffa DJ, Tanoue LT. The new lung cancer staging system[J]. Chest, 2009, 136(1): 260-271.

[3] El-Sherief AH, Lau CT, Wu CC, et al. International association for the study of lung cancer (IASLC) lymph node map: radiologic review with CT illustration[J]. Radiographics, 2014, 34(6): 1680-1691.

[4] Krustins E, Kravale Z, Buls A. Mounier-Kuhn syndrome or congenital tracheobronchomegaly: a literature review[J]. Respir Med, 2013, 107(12): 1822-1828.

第六章
常规支气管镜检查技术

第一节　支气管镜的历史与发展

　　医用内镜主要是指用于探测人体腔道如胃肠道、口咽部、泌尿道、阴道等的诊疗器械，其实际应用有着悠久的历史，相关的描述可追溯到古埃及、古希腊、古罗马时代。支气管镜检查作为呼吸系统疾病诊疗的重要手段，已成为临床工作中必不可少的一项基本操作技能。支气管镜有硬质支气管镜（硬镜）和可弯曲支气管镜（软镜）两种类型（图 6-1）。硬质支气管镜有空间大、并发症处理能力强等优势，多在气管支气管狭窄治疗时发挥重要作用；而可弯曲支气管镜的使用更为普遍、用途更广，几乎在所有呼吸系统疾病中都有重要的诊疗价值。本章主要详细讲解可弯曲支气管镜的基本操作。

　　德国科学家 Gustav Killian 在 1897 年首次使用硬质钢管在一名青年男性气道中取出了骨性异物，从而开创了硬质内镜进入气管、支气管进行操作的历史先河，因此他也被称作"支气管镜之父"（图 6-2）。1968 年日本国立癌症研究中心气管食管镜室主任 Shigeto Ikeda 在约翰·霍普金斯大学医学院向世人介绍了全世界第一根纤维支气管镜，这被誉为支气管镜发展史上的里程碑，他因此也被称为"可弯曲支气管镜之父"。20 世纪后半叶，微电子技术突飞猛进。1987 年，日本 Pentax 公司率先推出了世界上第一台电子可弯曲支气管镜，从此支气管镜成像迈入了数字化时代。目前最常用的电子支气管镜品牌有 Olympus、Fuji、

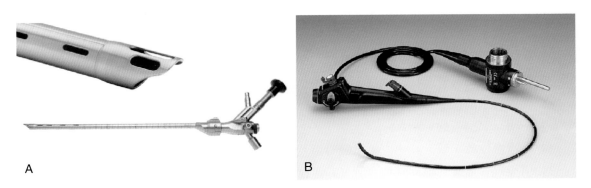

图 6-1　A. 硬质支气管镜。B. 可弯曲支气管镜

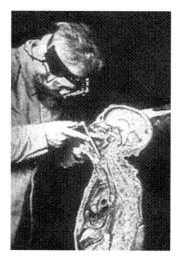

图 6-2　支气管镜之父 Gustav Killian 使用食管镜在气道里取异物

Pentax 等。

我国的支气管镜技术起步比较晚。20 世纪 50 年代初，有多家医院开始报道将硬质支气管镜用于气道异物的摘除和气管结核的诊断。直到 20 世纪 70 年代，一些单位才开始使用纤维支气管镜。1991 年在第四次全国呼吸系病学术会议上成立了纤维支气管镜学组。1994 年在天津召开了第一届全国纤维支气管镜学术会议。进入 21 世纪之后，支气管介入技术的发展突飞猛进，为呼吸道疾病的诊断和治疗带来了前所未有的变革，一门新兴学科"介入呼吸病学"（interventional pulmonology）应运而生。

第二节　支气管镜检查基础知识

一、常规支气管镜检查术的适应证

支气管镜检查术作为临床常用技术，在呼吸系统肿瘤、感染性疾病、慢性气道疾病、肺部危重症等疾病中均有诊疗价值，适应证广泛，具体如下。

1. 临床表现、影像学提示胸部疾病需支气管镜诊断。包括各种诊断不明的支气管、肺部疾病或弥漫性肺部疾病诊断等。

2. 属于支气管镜治疗范畴的、各类诊疗新技术带来的适应证。支气管镜下多种新技术的开展，均需要支气管镜检查。

3. 原因不明的咯血或痰中带血以及声音嘶哑，即使影像学未见明显异常，仍应行支气管镜检查术以明确出血部位及出血原因。

4. 亚急性、慢性咳嗽的诊断，难以用吸烟或气管炎解释，或原有的咳嗽在质上发生了变化，怀疑气管支气管肿瘤、异物或其他病变者。

5. 症状提示支气管结核但未发现有影像学改变的。

6. 胸外科术前诊断与评估，获取病理学标本、观察病灶侵犯范围，需进行诊断。

7. 不明原因感染的诊断。

8. 大咯血抢救，缺乏其他应急措施时。

9. 引导气管插管，辅助气切套管、T 管置入。

二、常规支气管镜检查术的禁忌证

支气管镜操作只有相对禁忌证，无绝对禁忌证。但下列情况行支气管镜检查术时发生并发症的风险显著高于一般人群，检查前应慎重权衡利弊。

1. 一般情况差、体质衰弱、不能耐受支气管镜检查者。

2. 麻醉药物过敏，不能用其他药物代替者。

3. 心血管系统：急性心肌梗死或心绞痛 6 周内、快速房颤或室性心律失常、二度 Ⅱ 型以上房室传导阻滞、严重心功能不全、高血压病、检查前血压仍高于 160/100 mmHg、肺动脉栓塞、动脉夹层或动脉瘤等。

4. 呼吸系统：有慢性呼吸系统疾病伴严重呼吸功能不全、呼吸衰竭、呼吸道有急性化脓性炎症伴高热、急性哮喘发作。

5. 凝血障碍与咯血：有严重出血倾向及凝血机制障碍者（血小板 $<20 \times 10^9$/L 不检查，血小板 $<60 \times 10^9$/L 不活检），一周内服用过抗凝药（氯吡格雷需停用 5 天，替格瑞洛需停用 3 天，小剂量阿司匹林可继续使用，华法林需停用 5 天，达比加群酯及利伐沙班需停用 24 小时）；持续性中等量以上咯血者，或近期反复有咯血病史者需谨慎，待症状缓解后再行检查。

三、常规支气管镜检查术的并发症

1. 麻醉药物过敏与术前用药所引起的不良反应。

2. 低氧：为支气管镜检查术的常见并发症，但多数呈一过性，通过吸氧易于纠正。

3. 出血：术中一旦发现有出血，需要根据出血程度及时做出处理。

4. 喉头水肿与喉支气管痉挛：多见于局部麻醉术后。

5. 误吸：术后短时间内黏膜麻醉效果仍部分存在，容易造成误吸，故需要术后禁食。

6. 感染：支气管镜检查术所致菌血症的发生率约为 6%。术后一旦出现相关感染症状，需要及时处理。

7. 心血管系统并发症。

四、支气管镜检查相关设备介绍

电子支气管镜检查一般所需设备包括：支气管镜、视频显示器、视频处理器、光源、负压抽吸系统（图 6-3）。支气管镜长为 1 m，外径 2.8~6.0 mm，内径 1.7~2.8 mm。按照成像原理分类，支气管镜可分为纤维支气管镜和电子支气管镜。按照使用功能分类，支气管镜可分为常规支气管镜、治疗支气管镜、高清支气管镜、荧光支气管镜、超声支气管镜、细支气管镜和超细支气管镜。按照使用方式来分，支气管镜可分为常规支气管镜、便携式支气管镜、可视支气管镜、一次性支气管镜等（图 6-4）。

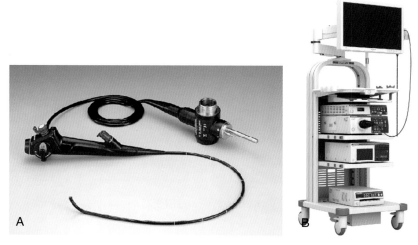

图 6-3　电子支气管镜检查所需设备。A. 支气管镜。B. 显示屏、光源、主机、超声机、刻录机等

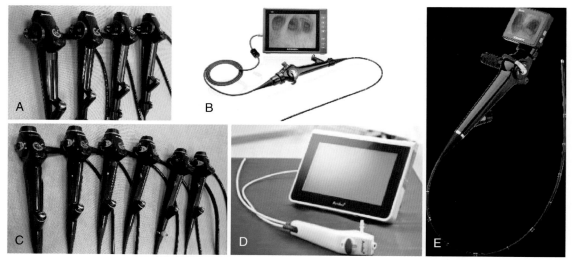

图 6-4　常见支气管镜类型。A、C. 常用支气管镜。B、E. 可移动支气管镜。D. 一次性支气管镜

第三节　支气管镜检查流程

一、术前准备

（一）患者准备

1. 受检前 4 小时禁食、禁水。如全身麻醉，需禁食、禁水 8 小时。下午做检查可在 07：00 吃早饭，饭后开始禁食、禁水，不能吃午饭。

2. 检查日由家属陪同，携带一次性杯子、干毛巾，根据预约时间至气管镜室

局部麻醉支气管
镜的术前准备

门口等候。

3. 有活动性假牙者，应将假牙取下。

4. 术前不要紧张，需放松心情，松弛肌肉。

5. 高血压患者术前需要服用降压药。

6. 糖尿病患者术前因为禁食，需根据血糖情况，暂停使用降糖药或胰岛素一次。

7. 有哮喘的患者在术前应按需使用支气管扩张剂。

（二）医生准备

1. 明确支气管镜操作目的、有无禁忌证存在以及可能发生的并发症。

2. 患者术前检查，包括增强 CT、血常规、血凝、心电图、传染病指标等。

3. 与患者及其家属谈话，讨论手术内容，签署知情同意书。

4. 安排手术时间，准备手术人员、设备、器械、耗材。

二、麻醉方式

术前应确定麻醉方式，可分为局部麻醉和全身麻醉两类（图 6-5）。局部麻醉是以 2% 利多卡因雾化吸入、咽喉部喷雾、环甲膜穿刺或经鼻道、声门口、气道内利多卡因喷洒为主。全身麻醉包括：基础麻醉（咪唑安定＋芬太尼）、复合麻醉（局部麻醉＋右美＋咪唑安定）和喉罩、插管麻醉（瑞芬太尼＋丙泊酚＋罗库溴铵）。

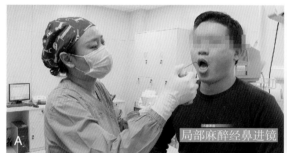
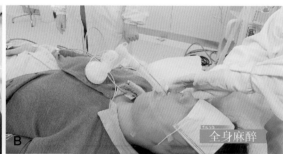

图 6-5　支气管镜检查术前麻醉方式。A. 局部麻醉。B. 全身麻醉

三、操作流程

（一）支气管镜操作流程

1. 患者需要取仰卧位（图 6-6），医生或护士适当给予言语安慰、缓解患者紧张。

2. 心电、血氧监护，医护人员在操作过程中需密切关注患者心率、心律、呼吸频率及血压，并口头引导患者做配合。若突发心律失常、患者难以耐受等情况，需立即退镜

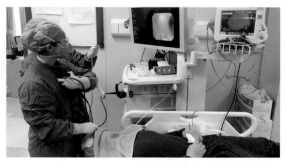

图 6-6　术中体位

终止操作。

3. 全程鼻导管吸氧，若血氧饱和度低于 90%，需立即退镜终止操作。

4. 掩盖眼睛，以防止其他液体滴入眼睛。

5. 操作者立于患者头端。

6. 左手持镜，右手进镜。

（二）进镜方式

支气管镜从鼻或咬口或麻醉管路插入，常规局部麻醉时推荐尝试从鼻插入（图 6-7）。遵循寻腔进镜原则，双侧下鼻道、中鼻道均可进镜，鼻子吸气可打开咽部入口，抬高下巴可打开会厌软骨，于会厌结节处可顺利进镜。进镜后，需迅速黏膜喷洒麻药（2% 利多卡因 10 mL），保证视野清晰，充分清理分泌物，逐级观察气管、支气管。

（三）支气管镜操作要领

1. 检查顺序：先健侧再患侧，先上后下。

2. 操作要领：寻腔进镜，保证视野清晰，充分清理分泌物，逐级观察气管、支气管。

3. 留图要领：镜头置于管腔中央，将远端管腔尽量放大，健侧留到叶支气管，患侧留到段支气管，病变部位多角度留图。

（四）术后注意事项

1. 切勿立刻起床，平卧片刻后缓慢坐起。

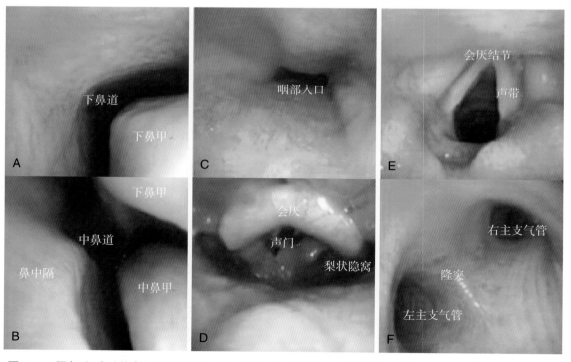

图 6-7 局部麻醉时从鼻插入的顺序。A、B. 双侧下鼻道、中鼻道均可进镜。C、D. 鼻子吸气可打开咽部入口，抬高下巴可打开会厌软骨。E、F. 于会厌结节处可顺利进镜

2. 术后禁食禁水 2 小时，以防呛入气管。

3. 检查后可能会有少量痰血、轻微咳嗽、鼻咽部不适 / 疼痛、声音嘶哑、发热等症状，无需特殊处理，1~2 日内可自愈。若出现呼吸困难、胸痛加重、痰血增多，请及时于急诊就诊。

第四节　镜下观察与常规操作

一、支气管镜下观察

支气管镜检查主要是针对气管、支气管内黏膜、管腔及新生物的观察。

1. 黏膜：观察黏膜是否光整，血管纹理是否清晰。黏膜是否苍白、肿胀、充血，是否有色素沉着、炭末沉积，是否有凹凸不平、局部隆起，是否有瘢痕形成，是否有溃疡、坏死物覆盖，软骨环是否清晰等。

2. 管腔：观察管腔是否通畅，有无狭窄（外压性、瘢痕性、软化性、阻塞性）。如有狭窄，需观察狭窄的位置、长度、最小直径、远端能否进入等。还需观察管腔有无出血（新鲜血迹或陈旧性血迹、有无活动性出血），有无分泌物，并观察分泌物的颜色、量、性质（黏稠、胶冻、泡沫、稀薄）。注意观察有无盲端、憩室、瘘口、变异等。

3. 新生物：观察新生物的数量（孤立、多发、弥漫）、大小、形状（颗粒、结节、扁平、球形、柱状、乳头状、菜花状）、位置、范围、是否有蒂、表面是否光滑、有无坏死物覆盖、边界是否清晰、周边黏膜是否光整等。

二、支气管镜下常规操作

支气管镜下常规操作目的是为了获取病原学或病理学标本，常用的操作包括支气管肺泡灌洗（bronchoalveolar lavage，BAL）、刷检、活检、经支气管肺活检术（transbronchial lung biopsy，TBLB）。

支气管镜下
常规操作

（一）BAL

支气管肺泡灌洗主要分为两种方式：一种是需要细胞分类的，另一种是以病原学、病理学检测为目的的。两种方式的操作要求和标本运送方式不同。

1. BAL 细胞分类操作方法如下。

（1）支气管镜放置目标灌洗支气管口，一次注射生理盐水 50 mL，灌洗次数 3~5 次，总量达到 120 mL。

（2）回收率 > 30%，左侧舌段、右侧中叶回收率高。

（3）1 小时内送检，超过 30 分钟则需 4℃运转。

2. BAL 病原学、脱落细胞检测方法如下。

（1）灌洗次数 1~2 次，总量 30 mL。

（2）回收 10 mL 左右液体。

（3）常温转运。

（二）刷检

1. 使用保护性细胞刷，通过支气管镜钳子通道，送达病灶部位。

2. 助手拉动扳手，伸出细胞刷，于病灶部位来回刷动 5~10 次，收回细胞刷。

3. 取出后刷毛上的组织可作涂片、液基细胞学检查等。

4. 刷检的过程中动作需轻柔，特别是在黏膜充血明显或炭末沉着处防止用力过度，减少出血等并发症的发生。

5. 如支气管内未见明显病变部位，亦可根据影像学上提示部位，伸入远端支气管进行盲刷。

（三）活检

1. 通过钳子通道插入活检钳，支气管镜视野置于管腔中央。

2. 助手张开活检钳，调整好角度。

3. 调节气管镜角度，推进活检钳，使其紧贴活检部位。

4. 助手关闭活检钳，术者快速提拉，获取组织。

（四）TBLB

1. 根据术前近期的胸部 CT 片，选择目标肺叶作为活检靶区。病灶分布较弥漫且均一的，可选择右下叶外或后基底段为活检靶区。

2. 将支气管镜插入至病变部位亚段支气管，通过活检孔道将活检钳送入亚段支气管并缓缓推进，当遇到明显阻力或者患者有明显疼痛感时，应停止推进，并将活检钳后退 1~2 cm。若活检钳在推进过程中遇到阻力，但深度还不足时，大多是因为活检钳触到了小的支气管分叉处，此时将活检钳稍后退，轻轻旋转后再次推进。

3. 嘱患者深吸气，术者在患者深吸气末嘱助手将活检钳打开，并向前推进至遇到阻力时（通常约 1 cm），同时嘱患者深呼气，助手于患者深呼气末关闭活检钳，钳取活检肺组织。操作者在钳取肺组织时，会有牵拉样感觉。

4. 如操作过程中患者感胸痛，应退回活检钳，更换部位另行活检。

5. 按照上述步骤，分别通过不同肺段或亚段支气管钳取肺组织 3~4 块，标本置入组织固定液中，送病理科检验。

　

支气管镜诊疗是一种微创、简易、经济、安全的介入技术，应用范围涉及大部分胸部疾病的诊断与治疗，临床应用广泛。本章就支气管镜操作相关流程进行了归纳和总结，目的是规范支气管镜检查操作，提高疾病的诊断率，降低并发症发生率。根据笔者的经验，良好的术前准备、熟练的操作技术及麻醉护理配合是顺利完成支气管镜检查的必要条件。

支气管镜介入技术的发展日新月异，已成为呼吸病学中不可或缺的分支。无论是外周结节的导航技术还是大气道狭窄、慢性气道性疾病的各种诊疗技术，都是将常规支气管镜操作作为基础的。因此，规范化学习支气管镜操作非常重要，每一位呼吸内镜初学者都应按照要求、分步骤、认真学习基础内镜操作。

（王海 顾晔）

◆ **参考文献** ◆

[1] 蔡志刚, 张树森. 2019 版《成人诊断性可弯曲支气管镜检查术应用指南》更新要点解读 [J]. 河北医科大学学报, 2020, 41(11): 1241-1244, 1250.

[2] 董宇超, 黄海东, 李强, 等. 可弯曲支气管镜操作相关大咯血 -23 例临床分析 [C] //2014 中华医学会呼吸病学年会暨第十五次全国呼吸病学学术会议论文集. 2014: 14.

[3] 金发光, 钱桂生, 傅恩清, 等. 支气管镜在诊疗过程中发生的严重并发症及防治方法探讨 [J]. 中国急救医学, 2005, 25(5): 315-317.

[4] 倪彭智, 俞豪杰, 汤杰, 等. 机器人支气管镜系统应用的研究进展及其与人工智能结合的展望 [J]. 中国胸心血管外科临床杂志, 2021, 28(10): 1167-1171.

[5] 文世媛. 联合麻醉与利多卡因雾化吸入在支气管镜检查中的麻醉效果研究 [D]. 山东：山东大学, 2015. DOI:10.7666/d.Y2794927.

[6] Criner GJ, Eberhardt R, Fernandez-Bussy S, et al. Interventional bronchoscopy[J]. Am J Respir Crit Care Med, 2020 Jul 1, 202(1): 29-50.

[7] Miller RJ, Casal RF, Lazarus DR, et al. Flexible bronchoscopy[J]. Clin Chest Med, 2018 Mar, 39(1): 1-16.

[8] Singh V, Singhal KK. The tools of the trade-uses of flexible bronchoscopy[J]. Indian J Pediatr, 2015 Oct, 82(10): 932-937.

[9] Wälscher J, Gompelmann D. Bronchoskopie[J]. Dtsch Med Wochenschr, 2016 Aug, 141(17): 1236-1238.

第七章
支气管镜操作相关并发症及其处理

第一节　支气管镜操作相关并发症

有一句俗话叫"未雨绸缪"。很多人在从事呼吸介入前都有一种担忧，那就是发生并发症了怎么办？我们都知道气道是呼吸的通道，也是生命的中枢，一旦气道出现并发症，例如痉挛、出血等导致通气障碍，很快就会影响到循环系统，甚至威胁患者的生命。这也是很多医生不愿意从事气管介入工作的原因。记得在笔者学习气管镜的时候，老师首先教的是并发症的预防与处理，就是这个道理。还有一句俗话叫"常在河边走，难免不湿鞋"，也就是说，长期从事呼吸介入的医生必然会遭遇并发症的发生，我们无法规避这个问题。因此，一方面，我们需要学习支气管镜操作相关并发症的内容，来预防或尽量减少并发症的发生；另一方面，一旦并发症发生了，我们要学会如何正确应对。这就是所谓的"兵马未动，粮草先行"。只有正确理解支气管镜操作的并发症发生，才能勇敢面对，及时处理，而不至于临场手忙脚乱，出现不可收拾的局面。

在了解了学习支气管镜操作相关并发症的重要性之后，接下来需要知道的是支气管镜操作可能带来哪些常见的并发症。

一、出血

很多医生在操作支气管镜时最害怕的，也最恐惧的就是出血，当然出血也会造成最严重的后果。因此，本章第二节和第三节将着重讲解支气管镜操作相关大咯血的处理。

二、麻醉药物过敏与术前用药所引起的不良反应

麻醉药物的过敏比较少见，发生率为 0.02%~0.08%。术前需询问麻醉药物过敏史，在麻醉时可先少量给药，如无过敏反应，方可常规麻醉。一旦发生麻醉过敏或中毒需立即停药，给氧，保持呼吸道通畅，输液，应用抗过敏和抗休克药物（肾上腺素、甲泼尼龙或地塞米松等），必要时给予气管插管机械通气及心肺复苏等一系列抢救措施。

三、低氧

在支气管镜操作中，大部分患者会出现低氧的情况，这种情况在局部麻醉中更多见。有文献报道，80% 的患者在行支气管检查时均会出现不同程度的血氧饱和度下降。充分麻醉，检查时给氧，操作时进行血氧饱和度监测能有效防止缺氧的发生。如发生严重缺氧，需及时增加氧流量；如仍不能缓解，立即退镜，必要时面罩给氧。

四、喉头水肿与喉支气管痉挛

麻醉不充分、操作不熟练等原因可以引起喉头水肿、支气管痉挛，导致窒息。特别是在局部麻醉时患者难以承受检查、使劲挣扎，内镜反复刺激声门时更容易发生。充分麻醉，轻巧操作，可有效减少此并发症的发生。如发生喉头水肿、痉挛，应立即停止操作，予以吸氧、补液、静脉注射糖皮质激素和解痉平喘药物等，必要时可予以镇静。如无明显好转，且出现严重呼吸困难，应尽快气管插管，机械辅助通气。

五、误吸

误吸多在禁食时间不够、过度肥胖或有胃排空延迟等疾病的患者中出现。一般支气管镜局部麻醉操作需要禁食禁水 4 小时，而全身麻醉则要达到 6~8 小时。一旦出现误吸，最重要的是快速进入气道吸除胃内容物，并用大量生理盐水冲洗，防止酸性的消化液对气道黏膜及肺泡造成损伤。必要时进行支气管肺泡灌洗。术后予以抗生素治疗，监测血常规、细菌学、影像学指标。

六、感染

有 0.03%~13% 的患者于术后发生不同程度的发热症状。出现发热后，应密切监测血常规、细菌培养、胸部 X 线片等，必要时进行抗生素治疗。加强器械的消毒，相对无菌的规范化操作是避免术后感染的主要方法。

七、心血管系统并发症

支气管镜操作引起心律失常的发生率为 24%~86%。若出现室上性心动过速，可停止检查，观察 2~3 分钟，如自行好转则可继续，不需要特殊治疗。若出现严重的心律失常或其他严重的心血管并发症，则立即停止操作，依据不同情况给予相应处理。

八、其他并发症

其他并发症包括气胸、纵隔气肿、检钳 / 毛刷折断、气道烧伤、器械损坏等。这些都和相关介入诊疗操作有关，完善的术前准备和娴熟规范的操作是避免此类并发症发生的关键。低血糖可在糖尿病患者或年老体弱者中发生，尽量缩短检查时间，必要时静脉注射葡萄糖。

癔症的发作也是在支气管镜操作中，特别是初学者中经常发生的。患者对检查的极度恐惧或者出血后过多的局部麻醉药物入血均可出现癔症。患者术后呈现呼之不应或躁狂发作等症状。密切观察生命体征，保护好舌部，一般半小时左右会恢复意识，必要时给予镇静药物处理。

以上是一些支气管镜操作中常见的并发症及其处理方法。当然，随着新技术的不断出现，新的并发症也会随之而来。因此需要我们不断学习，每一次操作都按照规范的流程去做，每一次手术前都思考一下可能会出现的并发症及其处理方式。

第二节 支气管镜操作相关大咯血的处理原则

很多呼吸介入医生都有"血"的教训，还有人谈"血"色变。的确，支气管镜操作中出现的出血，特别是大出血，是致死率很高的并发症。大量出血会迅速导致血凝块的形成，并阻塞气道。当两侧支气管均被血块阻塞后，患者的通气会被阻断，很快出现呼吸、循环衰竭的状况。所以，气管出血的可怕并不在于大量失血后的休克，而在于气道阻塞后的窒息。因此，我们必须认识出血的征兆，学会出血的处理。有人说"越做越怕"，从另一个侧面来看，说明积累的经验告诉你这是有危险的，我们需要谨慎对待。所以有时候"怕"并不是坏事，是一种潜意识的预警，而这种潜意识是需要经过反复学习与临床磨炼才能形成的。

一、气道出血及其处理

一切机体中的出血，都无外乎毛细血管、静脉、动脉三种类型，气道出血也不除外。

1. 毛细血管出血：在气道中见到的毛细血管出血往往是弥漫性的、不定点的、缓慢的，如支架置入后支气管镜触碰新增肉芽引起的出血。此类出血使用腔内的止血药物喷洒、氩气刀烧灼往往效果较好。

2. 静脉出血：95% 以上的气道内出血为静脉出血。它的特点是有明显的出血点，速度不快，往往在局部活检或操作损伤后出现。在治疗少量静脉出血时，术中可应用 1∶10 000 肾上腺素、凝血酶等局部止血，必要时静脉使用止血药物。支气管内注入止血药后不要马上吸除积血，使局部的药物有一定的时间凝固、止血。气管出血时及时吸除血凝块，以防阻塞气管，造成窒息。中等量以上的静脉出血也可使用球囊压迫、血管介入止血等方法。

3. 动脉出血：动脉出血的发生一般不多见，大多是由于误伤动脉畸形或隐藏在新生物中的大血管所致。一旦出现后死亡率可高达 50%。2013 年，由李强教授牵头在苏州金鸡湖举办的支气管镜诊疗操作相关大咯血的预防和救治研讨会盛况空前，当时国内众多介入呼吸病医生分享了许多惨痛的教训与经验，并得到了与会者的共鸣。会后在《中华结核和呼吸杂志》上发表了一篇《支气管镜诊疗操作相关大出血的预防和救治专家共识》。该共识收集了全国 33 家大型综合性医院 49.8 万例病例，并首次提出了超过 100 mL 的气道内出血称为大咯血的概念。共识指出大出血导致的病死率可高达 10.8%，临床上以恶性肿瘤最为多见，其中活检又是导致大咯血的最常见原因。

二、支气管镜操作相关大咯血的处理

对于支气管镜操作相关大咯血的预防，术前准备是至关重要的。具体的内容将在下一章详细叙述。有出血高危因素的患者，操作全程需监测血氧，给予鼻导管吸氧，必要时要提早建立静脉通路。

大咯血的抢救

1. 翻身：一旦出现大咯血，首先要保证的是通气，其次才是止血。因此我们最紧迫的，也最容易被忽视的操作就是"翻身"。一侧支气管出血，向患侧翻身；气管出血向任意一侧翻身可有效降低出血导致的死亡率。因为翻身后血液通过口腔或者鼻腔排出，在上侧的肺可免于血栓堵塞的风险，保留一侧肺用来通气，争取了后续止血治疗的时间（图7-1）。

2. 通气：抢救大咯血的第二步还是保障通气。最直接的通气方法就是气管插管，插管前切记保持内镜在气道内的吸引，切勿退出内镜。可以用加长的单腔管（图 7-2），也可以使用双腔插管。但没有胸部手术麻醉插管的经验，双腔管是很难留置到位的。在紧急的状况下单腔管最好控制。单腔管的直径不要小于支气管镜的外径，一侧支气管出血插入健侧，气管出血则插入翻身后的上侧。目的是当球囊充盈后插管可有效分隔两侧的支气管，接呼吸机辅助通气，保证一侧肺的供氧与气体交换，提供时间来进行下一步的止血。

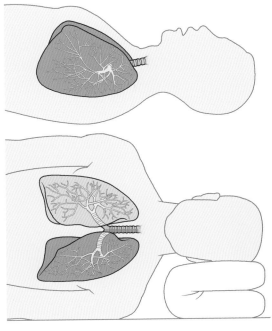

图 7-1　大咯血翻身示意图

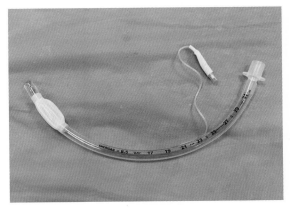

图 7-2　单腔气管插管

3. 止血：止血治疗分为腔内止血与全身止血两部分。腔内止血可使用冰盐水、肾上腺素或凝血酶。全身止血可通过静脉推注或滴注血凝酶及垂体后叶素。如有血压升高或血管硬化者，联合使用酚妥拉明，对于插管或烦躁者给予静脉镇静（咪唑安定＋芬太尼）。如条件允许，可进行球囊填塞或封堵治疗，目前市场上也有可脱卸的封堵球囊，便于长时间压迫止血处理。如出血量大、持续时间长，需备血、输血，反复多量出血可进行血管介入栓塞止血，大量出血不止者行急诊手术。止血后清理健侧血栓、脱机、拔管、观察。

第三节　大咯血典型病例

大咯血的成功抢救不是一蹴而就的，需要理论知识的储备，更需要丰富的实战经验。以下笔者通过两例真实的出血抢救案例告诉大家抢救流程的重要性。

一、病例一

（一）患者基本情况

女性，61 岁，2012 年因咳嗽半年余入院。既往有脑膜瘤伽玛刀治疗病史。患者入院后胸部 CT 提示左肺门团块影伴有散在斑片条索影（图 7-3）。气管镜下见左上叶黏膜肿胀，管腔狭窄，表面有大片白色坏死物形成（图 7-4）。术中检查结果提示小片支气管黏膜及坏死中见少量异型细胞，疑鳞癌，另见一片坏死组织，抗酸染色找结核菌（＋）。因此患者被诊断为左上叶肺癌及继发性肺结核、支气管结核。

（二）治疗及抢救过程

对于此类双"阳性"患者，通常处理原则为先治疗结核，后治疗肿瘤。因此患者进行支气管结核综合治疗，包括全身抗结核药物使用、抗痨药物雾化吸入和支气管镜下腔内治疗。腔内治疗包括钳夹清理、冻融治疗和局部药物灌注。先后共完成 3 次内镜治疗。

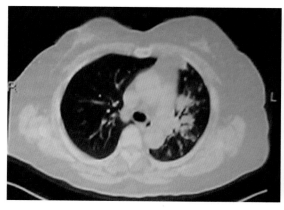

图 7-3　病例一的胸部 CT 影像

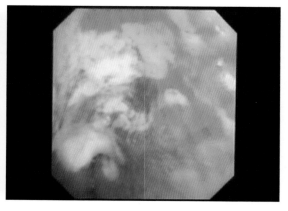

图 7-4　病例一的支气管镜图像

第 4 次内镜检查时发现左主支气管狭窄，有肉芽组织，左上叶管口狭窄，见坏死物，气管镜无法进入。操作医生便给予肉芽组织及坏死物钳夹清理，清理时黏膜无出血。清理后见左上叶口小缝隙 1~2 mm 左右，于左上叶口球囊扩张，4 atm 1 分钟 1 次，球囊上端略低于隆突。球囊放松后见管壁有渗血，随后便出现大咯血。

患者在全麻喉罩下进行操作，麻醉医生见大量血液从喉罩中喷涌而出后便换了气管插管。于插管内注入肾上腺素，静脉使用垂体后叶素止血，并持续吸引。5 分钟后患者心率下降至 30 bpm，血压 96/55 mmHg，很快出现室颤。操作者快速进行心肺复苏，但最终抢救无效，宣告死亡。

（三）总结

回顾病史及抢救流程，在整个病例中值得总结的问题很多。最主要的是患者出现大出血后没有及时翻身，导致窒息，很快出现呼吸、循环衰竭。这也是操作者对大咯血出现后的抢救准备不足与经验缺失所导致的。因此，系统学习出血抢救流程，经常开展模拟演练是非常重要的。

二、病例二

（一）患者基本情况

男性，62 岁，双肺气肿、支气管扩张，于 2014 年完成双肺移植手术。术后 1 个月出现双下肺斑片影，支气管壁呈现凹凸不平改变（图 7-5）。呼吸内镜检查可见双侧支气管内大量灰黄色坏死物阻塞气道，考虑为重症侵袭性曲霉菌感染（图 7-6）。经过 3 个月的抗真菌治疗后，患者大部分气道恢复正常，但吻合口处仍有坏死物并导致狭窄（图 7-7）。

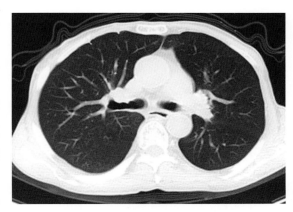

图 7-5　病例二的胸部 CT 影像

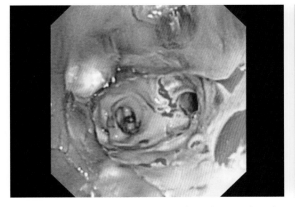

图 7-6　病例二的支气管镜图像（术后 1 个月）

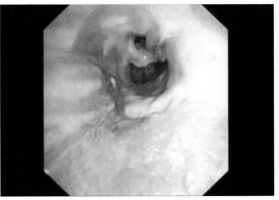

图 7-7　病例二的支气管镜图像
（3 个月抗真菌治疗后）

（二）治疗及抢救过程

气管镜手术当天，局部麻醉，操作者对左主支气管吻合口处坏死物进行活检清理时出现大出血。操作者迅速将患者进行翻身。翻身后立即给予气管插管。插管后大量吸引患侧血液，并注入止血药物。健侧进行辅助通气，同时开放静脉，推注止血药物。抢救过程中患者心跳停止 3 分钟，心肺复苏后恢复，20 分钟后出血停止，1 天后患者意识恢复。评估此次抢救，共出血 800 mL。

（三）总结

总结这次抢救过程，虽然出血突然、出血量大，但操作者严格按照大咯血抢救流程来执行。因此，尽管患者心跳一度停止，积极抢救后仍能恢复。这再次强调了正确的抢救流程与临场经验是非常重要的。

对于支气管操作相关大咯血，预防是首要的任务。一旦出现出血也不必慌张，按照规范化的抢救流程进行操作，可以最大程度挽救患者的生命。呼吸介入的操作需要医生具备一定的胆识，需要有勇气克服困难，但也不能有勇无谋，有时能进能退，方为两全之策。下一章将着重讲解如何识别气道内的血管性病变，以及如何对这些病变进行处理。

（顾晔）

◆ **参考文献** ◆

[1] 李强 . 呼吸内镜学 [M]. 上海：上海科学技术出版社，2003.
[2] 中华医学会呼吸病学分会 . 支气管镜诊疗操作相关大出血的预防和救治专家共识 [J]. 中华结核和呼吸杂志，2016, 39(8): 588-591.
[3] 中华医学会呼吸病学分会介入呼吸病学学组 . 成人诊断性可弯曲支气管镜检查术应用指南 (2019年版)[J]. 中华结核和呼吸杂志，2019, 42(8): 573-590.
[4] Geraci G, Pisello F, Sciumè C. Complication of flexible fiberoptic bronchoscopy[J]. Ann Ital Chir, 2007 May-Jun, 78(3):183-192.
[5] Miller RJ, Casal RF, Lazarus DR, et al. Flexible bronchoscopy[J]. Clin Chest Med, 2018 Mar, 39(1):1-16.

第八章
支气管腔内血管性病变的识别
与诊疗策略

第一节　支气管腔内血管性病变的分类

第七章介绍了支气管镜操作相关并发症的预防与处理，其中大咯血的病例触目惊心。其实很多从事支气管镜操作的医生都有这样的感受，每次需要活检或者复杂治疗的时候就会担心是否会引起大出血。有的人退缩了，久而久之，很多手术都无法顺利完成；有的人勇往直前，盲目操作，当然，发生出血的概率也大大增加了。那么我们需要探索这些问题——到底哪些病灶富含血管？哪些操作容易引起出血？我们应该如何去应对它？

笔者搜索文献后，简单地将气道内血管性病变分成三类：支气管动脉畸形，支气管黏膜血管瘤，以及肺、支气管静脉系统变异及畸形。

一、支气管动脉畸形（Dieulafoy 病）

Dieulafoy 病又称恒径动脉畸形，是由于胃肠、胆道或支气管壁血管畸形，供血动脉进入黏膜下后，一直保持管径不变，凸出于管腔内，在外界因素作用下破裂或自发性破裂所致的急性腔道大出血（图 8-1）。法国医生 Dieulafoy 于 1898 年首次描述了此疾病。Dieulafoy 病绝大部分发生于胃肠道，而支气管 Dieulafoy 病是一种罕见疾病。大部分气道内活检大出血均出于此病症。

Elisa Mincholé 在 *Intervention Pulmonology* 上报道了一例超声诊断 Dieulafoy 病的病例，该病例病灶表面光滑，隆起于气道腔内，与周边黏膜无明显分界，基底宽，表面未见增生的血管。具备此类特征的腔内病灶需高度怀疑 Dieulafoy 病。

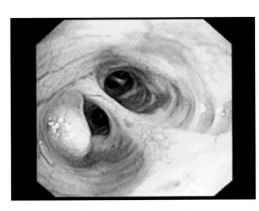

图 8-1　Dieulafoy 病

二、支气管黏膜血管瘤

血管瘤是良性肿瘤，多见于皮肤、口腔或鼻腔黏膜，发生在气管黏膜的血管瘤在国内外文献中仅见少数个案报道。该疾病常发生于 18 岁以下的男性和处于生殖期的女性。目前发病原因还未明确，可能和外伤、感染、体内雌激素水平变化、血管生长因子及基因遗传相关。

张新军等在《中华结核和呼吸杂志》上报道了一例支气管黏膜血管球瘤。文中指出肺部及气管、支气管内的血管球瘤大多为良性肿瘤，绝大多数经手术治疗后恢复较好。国外报道应用硬质气管镜对气管内血管球瘤切除取得良好效果。目前国内外尚未发现支气管内恶性血管球瘤的报道，但有病变突破支气管壁的情况。

葛莹等在《中华放射学杂志》上也报道了一例中老年女性的支气管血管瘤。患者 50 天前出现咳嗽、咯痰、喘息，抗炎治疗后症状略好转，但出现胸痛，深呼吸时疼痛加重。体检发现左肺下叶呼吸音减弱。肺功能检查：阻塞性肺通气功能障碍，残气率、气道阻力增加。胸部 CT 检查：左主支气管腔内见软组织密度类圆形结节影，直径 1 cm，CT 值 39 HU，其远端支气管腔内见低密度痰栓。支气管镜检查发现左主支气管下端可见似带蒂状紫红色肿物完全阻塞管腔，光滑。最终通过手术切除治疗。

笔者在《中华胸心血管外科杂志》上也报道了一例血管瘤并进行硬镜下切除。患者为女性，58 岁，反复咳嗽、咯血 3 个月。胸部 CT 示气管下段肿物。电子支气管镜检查可见气管下段左后外侧壁（距隆凸约 3.5 cm）有一类圆形肿物，直径约 1.7 cm，质硬，表面凹凸不平且血供丰富，有蒂与气管后壁相连，活动，易出血（图 8-2）。全身麻醉下行硬质气管镜手术，肿物位于气管后壁，约 1.7 cm × 1.5 cm 大小，有一约 0.6 cm 蒂与气管壁相连接，完整切除。术后病理诊断为气管黏膜血管瘤。患者术后 5 日出院，随访 1 个月恢复良好。

三、肺、支气管静脉系统变异及畸形

肺静脉畸形更为罕见，气道内可见静脉曲张或不规则黏膜隆起，由于肺静脉压较高，活检后极易大出血，通过影像学、超声、穿刺等方法可明确诊断。支气管静脉变异由于压

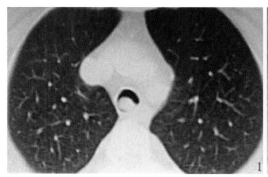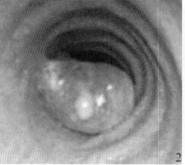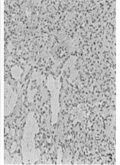

图 8-2　支气管黏膜血管瘤

力低，自发性出血概率低，大多可随访观察。

由海军军医大学第一附属医院（上海长海医院）张伟教授提供了一例罕见的先天性肺静脉闭锁病例（图8-3）。患者为青年男性，反复咯血入院治疗。镜下见气管黏膜充血，血管迂曲，右上叶口肿胀、狭窄，局部活检后出现大出血。插管止血抢救后好转，复查CT考虑先天性肺静脉闭塞。

在笔者单位也发现一例支气管静脉畸形（图8-4）。患者为中年男性，反复咳嗽1个月入院，无肝硬化、上腔静脉阻塞病史。镜下见气管膜部黏膜扭曲，NBI下见迂曲的血管。行超声支气管镜见多处无回声暗区，超声多普勒不显影，穿刺后见血液，且无回声区未见缩小。术后复查CTA，考虑支气管静脉畸形，由于血流流动性差，超声多普勒不显影。

第二节　支气管腔内血管性病变的诊断策略

在了解了气道腔内血管性病变的种类之后，接下来如何去诊断？明确的诊断可有效地"避雷"。通过内镜下的形态观察可以做出初步的判断，但是若要确诊，还是需要应用我们身边的许多工具。我们有很多可以探查血管的工具，包括胸部增强CT、支气管动脉造影CT（CTA）、自发性荧光支气管镜（AFB）、窄带成像支气管镜（NBI）、扇形支气管内超声、肺外周超声以及经支气管穿刺活检技术（TBNA）。那这些技术是否都可以作为血管性病变的"探测器"？我们来逐一分析。

一、胸部增强 CT

胸部增强CT可有效地显示肺循环来源的血管，通过术前CT观察，可发现隐藏在新生物中的血流，避免活检后的大出血。在临床上我们发现，不仅是光滑的病灶容易出血，在某些菜花状新生物中也有较大的供养血管形成（图8-5和图8-6）。因此，理论上，在支气管

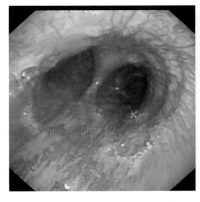
图 8-3　先天性肺静脉闭锁

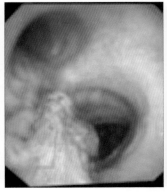
图 8-4　支气管静脉畸形

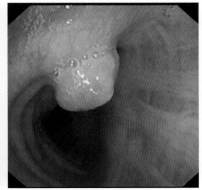
图 8-5　菜花状新生物

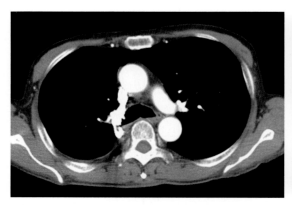 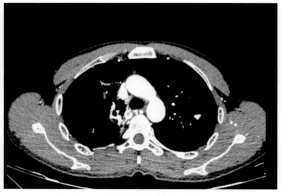

图 8-6　增强 CT 下富含血管的新生物　　　　图 8-7　支气管动脉造影显示畸形的血管

镜有创操作前做增强 CT 是一种安全的选择。

二、支气管动脉造影 CT

我们知道，肺内有两套循环系统——肺循环与体循环。供养气管、支气管的血管是来自主动脉的支气管动脉。支气管动脉内走行的是高压的动脉血，我们之前提到的 Dieulafoy 病便是支气管动脉畸形引起的。因此，除了肺动脉造影的 CT 外，有时候我们还需要做支气管动脉造影的 CT 来排除由它们引起的血管畸形（图 8-7）。

三、自发性荧光支气管镜

AFB 的原理是通过荧光反射来判断黏膜病变。当然，荧光也可以发现黏膜下的血管，由于血红代表可完全吸收激励光，因此，荧光下的血管呈现为黑色（图 8-8）。但是在黏膜内，荧光是无法发现血流信号的。因此，使用 AFB 来鉴别气道腔内血管性病变是不可靠的。

四、窄带成像支气管镜

NBI 是指将光谱变窄后，凸显气道表面的血管，根据血管的形态来判断是否存在肿瘤性病变的一种特殊光学染色（图 8-9）。因此，窄带成像与荧光一样，它只是观察黏膜与黏膜下的血管走行，光线无法透过黏膜，因此也无法判断是否存在血管性病变。实际操作中，很多医生会将 NBI 作为鉴别血管畸形的一种方法，其实并不可取。

五、超声支气管镜

众所周知，超声对血管性病变是很敏感的。我们常用的扇形超声具有多普勒功能，可以有效地判断血管性病变，并观察其具体位置，从而判断能否进行活检。对于靠近肺外周的病变，我们也可以使用环形超声，也就是大家常说的"小探头"来进行血管探查。虽然目前的环形超声不具有多普勒功能，但是通过发现圆形的、随着探头移动而伴随的无回声

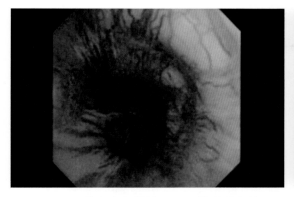

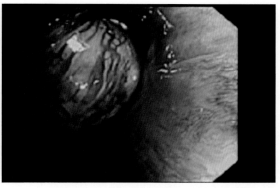

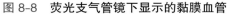

图 8-8　荧光支气管镜下显示的黏膜血管　　　　图 8-9　窄带成像支气管镜下显示的黏膜下血管

区可判断为血管。因此，这项技术是可靠的。

　　王银凤等在《国际呼吸杂志》中报道的一例 Dieulafoy 病便是通过环形超声进行诊断的，但是同时 NBI 只能发现新生物表面的血管聚集。在另外一个病例中我们发现右主支气管膜部结节，肺动脉造影未见增强，超声下提示为变异的血管（图 8-10）。所以这是一个典型的支气管动脉畸形，在活检前进行超声检查提高了安全性。

　　在图 8-11 所示的病例中，我们可以通过增强 CT 发现病灶周围有明显的伴行血管；内镜下可见支气管一侧黏膜有坏死组织；术中通过环形超声进行探查，发现坏死组织外存在血流。像此类病变，如果盲目活检，则会造成严重后果。

六、经支气管穿刺活检

　　TBNA 是常用的气道内穿刺活检方法，但有时候也可以作为血管性病变的探查手段。在没有腔内超声且通过 CT 也无法判断血流的情况下，TBNA 可以成为活检前侦查血管的一种方法。推荐使用细的活检针，进行穿刺后看有无出血来判断是否存在血管性病变。当然，我们推荐尽量使用无创的手段去鉴别诊断，TBNA 必定会造成出血，但穿刺针引起的出血是可控的，盲目进行活检后，往往会不可收拾。因此，TBNA 可以作为没有其他无创技术时判

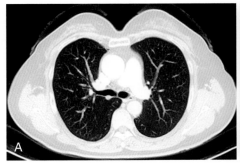

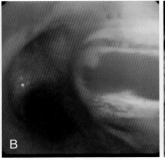

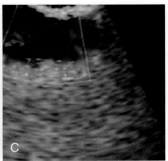

图 8-10　血管畸形。A. CT 影像。B. 支气管镜图像。C. 超声内镜影像

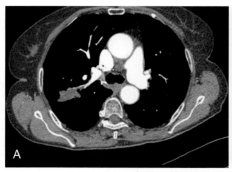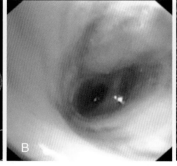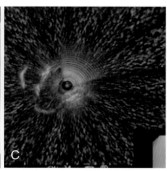

图 8-11　血管畸形。A. CT 影像。B. 支气管镜图像。C. 超声图像

断血管性病变的一种方法，但是不作为首选。

　　在图 8-12 所示的病例中，我们可以看到右上叶后段支气管有伴随呼吸移动的光滑息肉状新生物，TBNA 穿刺后立刻出血 50 mL，由此可以判断该病变存在血管畸形，通过止血治疗后血止，后续也没有发生再出血。

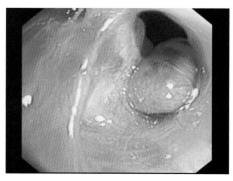

图 8-12　右上叶支气管舌状新生物

　　总结以上六种技术，我们不难发现，在诊断气道腔内血管性病变时，术前增强 CT、支气管动脉造影 CT 检查是非常重要的。术中腔内超声优于其他的各类光学显像，是判断血管性病变的金标准。在没有超声的时候，TBNA 可作为替代性的鉴别诊断方法，但需谨慎，做好止血的准备工作。

第三节　支气管腔内血管性病变的治疗策略

　　支气管腔内血管性病变的治疗方法有很多，包括药物治疗、腔内治疗（氩气刀、激光、高频电）、血管栓塞治疗和手术治疗。哪一种方法可靠实用？我们来逐一分析。

一、药物治疗

　　药物治疗主要是通过腔内注入硬化剂来封闭血管的一种方法。目前很少使用，由于注射过程本身会带来出血，因此仍存在一定的风险。

二、腔内治疗

　　经支气管的腔内治疗方法很多，有热治疗，也有冷治疗，但无论采取哪一种方法，均存在出血的风险。一般在硬镜下操作较多，因为硬镜孔径大，一旦出现出血，可以及时用纱布或者球囊压迫止血。但是对于 Dieulafoy 病，腔内治疗也是禁区。

三、血管栓塞治疗

随着介入呼吸病学的发展，血管介入也是较大的一个分支。通过血管介入手段可以完成各类良恶性疾病的治疗，其中血管栓塞就是常用的一种方法（图8-13）。利用血管造影来发现畸形的血管，再使用弹簧钢圈或明胶海绵来栓塞血管，达到治疗血管畸形的目的。该技术微创、安全，相对于其他的方法，更适用于气道内血管性病变的处理。近年来，越来越多从事呼吸内科专业的医生也开始学习血管介入。

李静教授发表在 *Respiratory Medicine Case Reports* 上的荟萃研究中可以看到，国内外学者使用各种方法治疗 Dieulafoy 病，但其中最有效、使用最多的便是血管栓塞治疗。在之前我们提到的右上叶后段的病例（详见图8-12）中，我们尝试使用 NBI 来判断血管畸形（图8-14），但是无法识别，使用 TBNA 后确诊。复查支气管动脉造影 CT 后发现纵隔内多发增粗、变形的血管（图8-15）。追问病史，患者支气管扩张病史多年。进行血管介入后，发现多支支气管动脉造影异常，明胶海绵栓塞后复造影，末梢消失，主干保留（图8-16）。术后

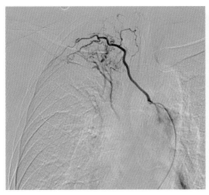

图8-13　血管介入栓塞治疗

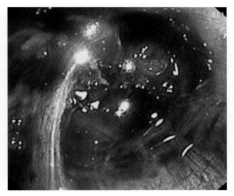

图8-14　NBI 下的血管畸形图像

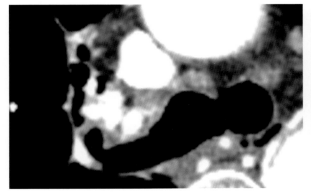

图8-15　CTA 下显示纵隔多发血管畸形

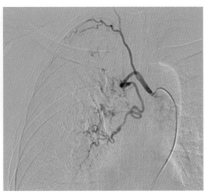

图8-16　血管介入治疗后畸形血管消失

患者没有出现咯血的情况。因此，血管介入栓塞是目前治疗气道内血管性病变最好的方法。此外，还有动静脉瘘、良恶性血管狭窄 / 阻塞都可通过此方法进行治疗。

四、手术治疗

手术治疗是传统的治疗方法。在血管介入技术成熟之前，手术是可以根治气道内血管性病变的一种有效手段，但是其创伤较大，费用较高，慢慢退出了历史舞台。

综上所述，气道内血管性疾病隐匿性强，误操作易造成大出血。相较其他方法，术前评估增强 CT、CTA、术中依靠超声支气管镜确诊更为安全、可靠。治疗方面，血管介入栓塞是公认的微创、高效、安全的治疗方法。

（顾晔）

◆ 参考文献 ◆

[1] 陈乾坤，汪浩，包敏伟，等 . 气管黏膜血管瘤 1 例 [J]. 中华胸心血管外科杂志，2013, 29(9): 570.

[2] 葛莹，伍建林，张丽芝，等 . 支气管内黏膜下血管瘤一例 [J]. 中华放射学杂志，2010, 44(5): 558.

[3] 王银凤，曾奕明 . 支气管 Dieulafoy 病 1 例报告并文献复习 [J]. 国际呼吸杂志，2015(22): 1719-1722.

[4] 张新军，朱亚玲，王晓娟 . 支气管内血管球瘤二例并文献复习 [J]. 中华结核和呼吸杂志，2014, 37(10): 758-763.

[5] Chen WF, Chen PP, Li XY, et al. Clinical characteristics and treatments for bronchial Dieulafoy's disease[J]. Respir Med Case Rep, 2019 Jan 7, 26: 229-235.

[6] Mincholé E, Penin RM, Rosell A. The utility of linear endobronchial ultrasound for the incidental finding of Dieulafoy disease of the bronchus[J]. J Bronchology Interv Pulmonol, 2018 Oct, 25(4): e48-e50.

第九章
气道内病变的识别与诊疗

气道腔内病变（tracheal cavity lesion）即气管、支气管腔内病变。最常见的临床症状是气急、咳嗽、呼吸困难等。有时气道阻塞不足以引起明显的气流障碍，则未表现出明显症状，或仅仅表现为慢性咳嗽、支气管哮喘或活动后气急等症状，此类患者常因为症状较轻而被误诊。常见的病因有：①气管支气管肿瘤（良性、恶性）；②感染性病变（支气管结核、气道真菌感染）；③非感染性病变（腔内结节病、淀粉样变、复发性多软骨炎等）；④异物。气道腔内病变的罕见病种类较多，容易误诊。近些年以来，随着影像学及呼吸介入诊断技术的快速发展，这类疾病诊断及治疗均取得了明显的进步，而准确地诊断与鉴别诊断则需要支气管镜检查。

第一节　气管支气管肿瘤

一、气道恶性肿瘤

气管支气管肿瘤一般以恶性居多，中央型肺癌多见，其中又以鳞癌最多，占恶性气道狭窄 50% 以上；其余还有基底细胞腺癌、腔内淋巴瘤等（图 9-1）。支气管镜下一般表现为突入腔内的菜花样新生物，呈侵略性生长，浸润相邻气管壁；部分伴有外压性改变，致气管

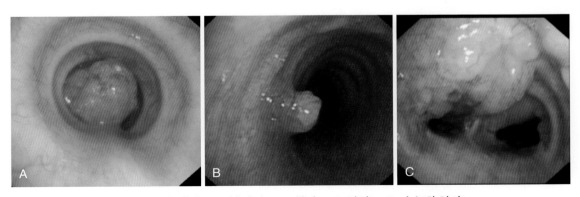

图 9-1　气道常见恶性肿瘤。A. 鳞癌。B. 腺癌。C. 小细胞肺癌

混合性狭窄，甚至堵塞。低度恶性肿瘤有腺样囊性癌、黏液表皮样癌、类癌等。一般恶性肿瘤的治疗，直径＜5 cm 的可以手术切除，直径＞5 cm、无手术指征的可行支气管镜介入治疗，原则是保持气道通畅。

（一）腺样囊性癌

腺样囊性癌（图 9-2）约占原发性气管肿瘤的 33%，仅次于鳞状细胞癌。低恶性的肿瘤，病程缓慢，坏死少见，周边侵犯较晚，但是手术切除率较低，易复发，晚期可出现远处转移，因而远期预后不良。腺性囊性癌起源于气管黏液腺上皮，其好发于气管后壁软骨与膜连接部。气管镜显示呈息肉状或结节状向腔内突出，多为宽基底病变。

（二）气管支气管黏液表皮样癌

气管支气管黏液表皮样癌（图 9-3）来源于气管、支气管黏膜下腺体 kulchitsky 细胞，瘤体主要由黏液细胞、鳞状上皮细胞和中间型细胞构成。病理上一般将其分为低度恶性肿瘤和高度恶性肿瘤。肿瘤常位于气管腔内，呈圆形、卵圆形或分叶状，沿气管长轴呈条形生长。

（三）气管支气管类癌

类癌（图 9-4）起源于支气管肺黏膜及黏膜下腺体的神经内分泌细胞。典型类癌主要为中央型，肿瘤多在支气管内生长，进展缓慢，形成突入管腔的息肉样物，边界光整，一般直径

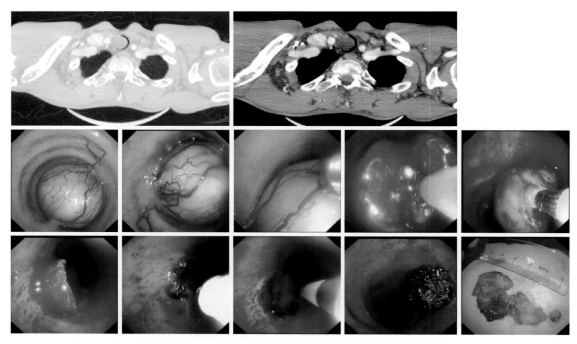

图 9-2　气管腺样囊性癌。患者为青年男性，因呼吸困难半个月入院。查胸部 CT 及气管镜下见巨大球型新生物阻塞管腔，先后使用高频电刀、电圈套、冷冻、激光、电凝、氩气刀切除肿块。术后管腔通畅，肿瘤根部范围暴露，1.5 cm 左右。术后病理诊断为腺样囊性癌。患者呼吸较前顺畅，转至外科进一步根治治疗

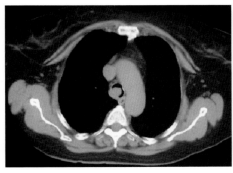
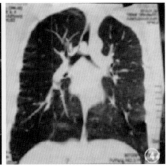
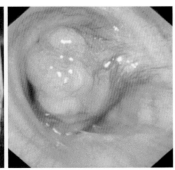

图 9-3 气管黏液表皮样癌

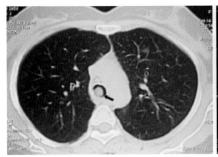
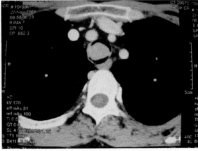
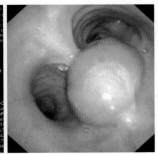

图 9-4 气管类癌

≤ 2.5 cm。侵袭性小，有的可侵犯至软骨板外及周围肺组织，但淋巴结转移和远处转移少见。

二、气道良性肿瘤

气管良性肿瘤的比例较低，不到 10%。良性气管支气管肿瘤有平滑肌瘤、黏膜脂肪瘤、错构瘤、乳头瘤、神经纤维瘤、涎腺混合瘤、血管瘤等。良性肿瘤的治疗原则是：支气管镜介入治疗可以达到根治效果。

（一）气管支气管平滑肌瘤

气管支气管平滑肌瘤（图 9-5）是较罕见的肺部良性肿瘤，约占原发性良性肿瘤的 2%，

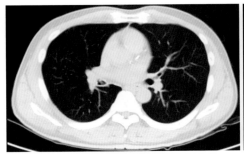
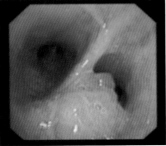
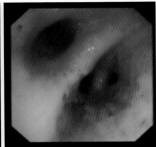

图 9-5 支气管平滑肌瘤

一般女性较多见。起源于气管、支气管和肺血管的平滑肌以及胚胎残留的平滑肌。气管镜显示呈息肉状或结节状向腔内突出，多带蒂，周边黏膜无侵犯。

（二）气管支气管脂肪瘤

气管支气管脂肪瘤（图 9-6）为间叶组织来源的气管、支气管内良性肿瘤，临床十分罕见，多见于中老年男性。吸烟、体型肥胖者是其易患因素。主要临床症状与肿瘤大小、管腔阻塞程度有关。气管镜是支气管脂肪瘤主要的诊疗手段。对生长在支气管腔内的瘤体可以通过气管镜行氩等离子体凝固（APC）、高频点凝圈套电切、冷冻及激光等介入治疗切除。对于不适合行气管镜治疗或难以除外恶性肿瘤的患者，应积极采用外科手术治疗。

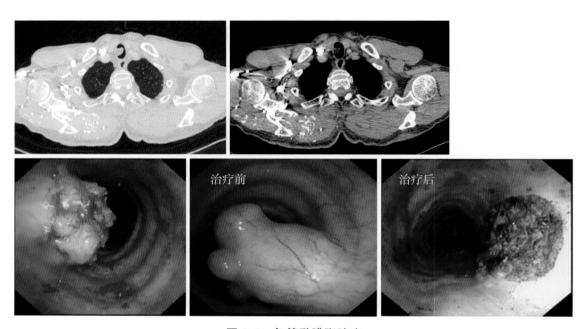

图 9-6　气管黏膜脂肪瘤

第二节　气道内感染性病变

气道内感染性疾病是指感染发生在或累及气管、支气管黏膜上皮，包括支气管结核、气道内真菌感染、气道内病毒感染等。

一、支气管结核

支气管结核（图 9-7）是最常见的气道内感染，是指发生在气管、支气管的黏膜、黏膜下层、平滑肌、软骨及外膜的结核病，既往又称"支气管内膜结核"。一般会有咳嗽、刺激性咳嗽、咳痰；有时候可见痰中带血丝、胸闷、气喘、呼吸困难，甚至出现呼吸衰竭的表现。支气管结核共有 8 种分型，每一种类型都有其特征性镜下形态。

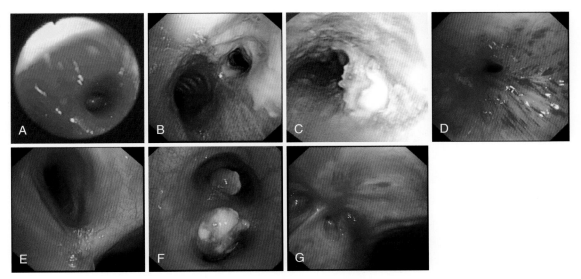

图9-7　支气管结核常见的镜下表现。A. 炎症浸润型。B. 溃疡坏死型。C. 肉芽增殖型。D. 瘢痕狭窄型。E. 管壁软化型。F. 淋巴结瘘型。G. 管腔闭塞型

1. Ⅰ型（炎症浸润型）：镜下表现以气道黏膜充血、水肿为主。病变黏膜可见灰白色粟粒样结节，气道黏膜下组织肿胀而伴有不同程度的气道狭窄。

2. Ⅱ型（溃疡坏死型）：主要表现为在病变区域充血、水肿的基础上，气道黏膜局部出现深浅不一、边缘不整的溃疡。溃疡表面可见灰白色干酪样坏死物。一般溃疡深度与病情轻重相关。

3. Ⅲ型（肉芽增殖型）：主要表现为气管、支气管黏膜的充血、水肿程度稍减轻，局部见肉芽组织增生，黏膜的溃疡面逐渐修复。病变严重部位可见肉芽组织增生，表面常有坏死物附着，肉芽组织可部分阻塞管腔。

4. Ⅳ型（瘢痕狭窄型）：病变主要表现为局部气道瘢痕形成、出血管腔狭窄或闭塞。增生的纤维组织取代气管、支气管黏膜组织，形成局部瘢痕。纤维组织增生及瘢痕挛缩导致所累及的支气管管腔出现狭窄或闭塞。

5. Ⅴ型（管壁软化型）：受累的气管、支气管软骨环因遭破坏而出现缺失或者断裂。气道因失去支撑，出现气管、支气管管腔塌陷并形成不同程度的阻塞。

6. Ⅵ型（淋巴结瘘型）：纵隔或肺门淋巴结受到结核杆菌感染出现破溃进入气道，从而出现支气管淋巴结瘘。淋巴结在破溃前期出现局部支气管受到淋巴结结核外压、侵袭导致的黏膜充血、水肿、粗糙及管腔狭窄；破溃期淋巴结破溃进入支气管，形成局部溃疡；后期炎症逐步消失、组织逐渐修复。瘘口可有肉芽肿形成，进而愈合或闭塞，局部可有炭末沉积。

7. Ⅶ型（管腔闭塞型）：为支气管结核最严重的类型。病变气管因结核杆菌长时间感染而破坏、形成严重狭窄，最终导致管腔闭塞。

8. Ⅷ型（反复回缩型）：支气管因结核杆菌长时间感染形成狭窄，反复多次行腔内扩张

治疗后气道仍反复回缩性再狭窄。

二、气道内真菌感染

气道内真菌感染是指真菌定植于支气管或肺引起的气道腔壁附着物导致管腔狭窄，甚至堵塞。常见症状为咳嗽、咳痰和咳脓性拉丝状分泌物。气道真菌疾病多继发于导致免疫力下降的基础疾病，不及时治疗可破坏气道上皮，远期会出现气管软化狭窄。

（一）阻塞性气管支气管曲霉病

阻塞性气管支气管曲霉病（图 9-8）是阻塞性气管、支气管曲菌病属肺曲菌病的一种少见类型，是曲菌选择性侵及气管、支气管树而导致的一种局部曲菌感染。常见于恶性肿瘤、器官移植、粒细胞缺乏和（或）糖皮质激素、抗生素治疗、糖尿病及慢性基础性肺病者，亦是晚期获得性免疫缺陷综合征（AIDS）的重要并发症。镜下常表现为病变气管壁或支气管壁表面附着灰褐色黏稠物，与管腔分泌物混在一起，导致管腔不同程度狭窄。全身抗真菌治疗＋局部清理，需要警惕大出血！

（二）变态性支气管肺曲霉病

变态性支气管肺曲霉病（图 9-9）患者咳嗽合并喘息，有肺部病变游走性。血液学检查显示嗜酸性粒细胞增多，CT 检查呈现指套征等黏液嵌塞等表现。支气管镜显示支气管管腔内黏稠状痰栓，导致支气管堵塞。通过糖皮质激素＋抗真菌治疗，如出现肺部不张，需腔内治疗。

三、人乳头状瘤病毒感染

人乳头状瘤病毒感染（图 9-10）是一种由人乳头状瘤病毒（HPV）引起的疾病，主

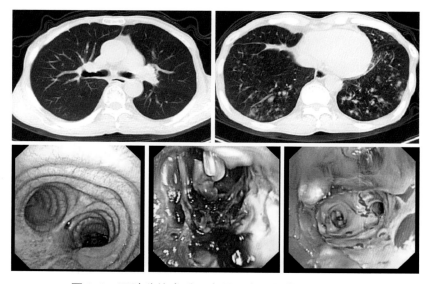

图 9-8　双肺移植术后 3 个月，出现侵袭性曲霉感染

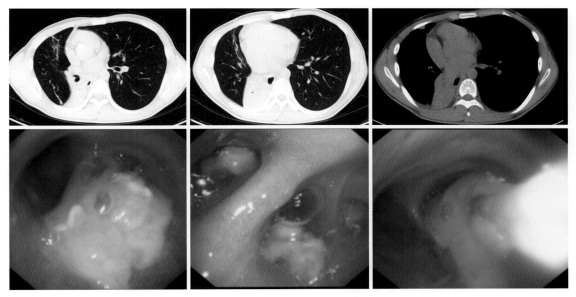

图 9-9　CT 提示右侧中下叶不张，变态性支气管肺曲霉病

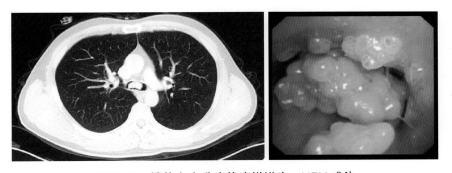

图 9-10　鳞状上皮乳头状瘤样增生，HPV 感染

要临床表现为声音沙哑、咳嗽、喘鸣、呼吸困难、反复感染。胸部 CT 横断面图像显示沿气管和支气管壁有许多大小不一的结节。支气管镜下显示沿气管和支气管壁有许多光滑、串珠样结节聚集，导致管腔狭窄。病理提示鳞状上皮乳头状瘤样增生，部分鳞状上皮细胞呈挖空细胞样表现。气管镜治疗时病毒通过气溶胶感染医护人员可能性大，应加强防护。

第三节　气道内非感染性病变

气道内非感染性疾病是指一组不明原因气道内特发的少见病，大多在出现呼吸道症状后行内镜检查被诊断，治疗上以对症治疗为主，缺乏根治性手段。

一、结节病

结节病（图 9-11）是一种病因未明的全身多系统性慢性肉芽肿性疾病，最常累及肺和淋巴结，亦有累及气道的表现。在气道常表现为附壁的白色结节状隆起，呈弥漫性分布。结节病常常合并纵隔肺门淋巴结肿大、血清血管紧张素转换酶（sACE）升高、尿钙等，确诊依赖于病理诊断。结节病的治疗以糖皮质激素为主，无须内镜下介入治疗，腔内结节随着疾病好转而消失。

二、气管支气管淀粉样变

气管支气管淀粉样变（图 9-12）是以具有 β 片层结构的原纤维蛋白在气管支气管黏膜下层异常沉积为病理基础的罕见气道疾病。刚果红有嗜染色性，经刚果红染色，在偏光显微镜下呈特征性黄、绿二色性双折光体。此病的确诊依赖于病理诊断，刚果红染色阳性，

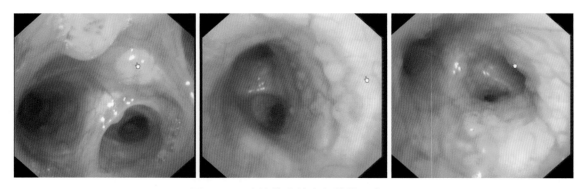

图 9-11　肺结节病的支气管镜下表现

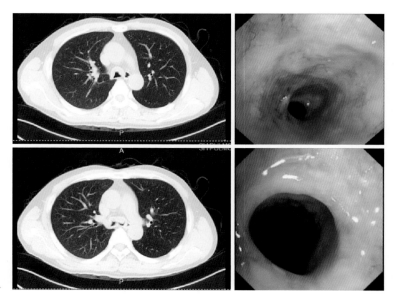

图 9-12　气管支气管淀粉样变，
　　　　　黏膜下层异常沉积

偏振光显微镜观察时呈红—绿双折射。需继续行免疫组化分析来明确淀粉样蛋白类型。无特异性治疗手段，可以使用糖皮质激素，严重者可建议行支架置入。

三、复发性多软骨炎

复发性多软骨炎（图9-13）是一种少见的自身免疫性疾病，其特点是软骨组织复发性退化性炎症。患者常因气管、支气管软骨的缺失和管壁塌陷而导致胸闷、气促、呼吸困难，最终多因呼吸道感染及呼吸衰竭而死亡。此病常表现为对称性耳软骨炎，非破坏性、血清阴性多关节炎，鼻软骨炎，眼炎，呼吸道软骨炎，耳蜗或前庭功能障碍；符合其中至少3项可以成立诊断。复发性多软骨炎的治疗，症状较轻时，可用非甾体抗炎药、激素或免疫抑制剂；当气道严重狭窄时，可放置支架。

四、骨化性气管支气管病

骨化性气管支气管病（图9-14）是一种发生于气管、支气管的良性病变，其特征是大

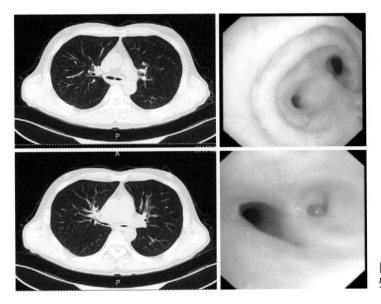

图 9-13　复发性多软骨炎，支气管壁塌陷、管腔狭窄

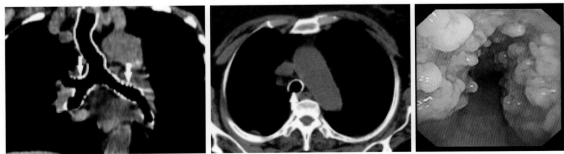

图 9-14　骨化性气管支气管病，气管壁凹凸不平、见钟乳石样结节

气道黏膜下层磷酸盐堆积，或者多发性骨质或软骨结节状增生，从而导致气道狭窄。此疾病主要表现为气管、主支气管内多发的黏膜下小结节钙化影并突向管腔，是较具特征性的CT表现。支气管镜下常见气管或支气管壁有钟乳石样结节，大多数小结节直径在2~4 mm，质地较硬、难以活检，这些小突起主要位于气管中下段的前壁和外侧壁，而后壁未见。确诊依赖于病理诊断。此疾病暂无特异性治疗手段，若出现气道阻塞，考虑采取激光、冷冻、气管支架、气管镜下摘除结节及手术等治疗方法。

五、气管支气管巨大症

气管支气管巨大症（图 9-15）是一种以大气道扩张、软化为主要表现的先天性疾病。内镜下见气管管腔较正常增大，一般测量男性气管直径＞ 27 mm、女性气管直径＞ 23 mm，管壁软化、变形。由于黏膜纤毛功能障碍，以及气道难以排出分泌物，导致下呼吸道反复感染。此疾病主要以药物治疗控制感染为主，晚期气管塌陷严重者需要支架置入。

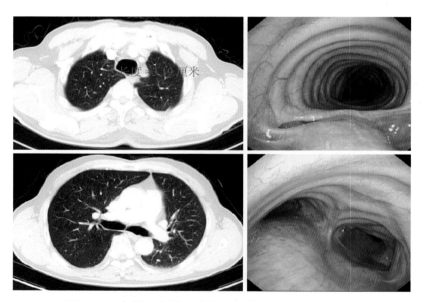

图 9-15　气管支气管巨大症，气管腔明显增大、增宽

第四节　气管支气管异物

气管支气管异物也是气道内病变的常见类型。呼吸科常见于急诊，儿童多发，占75%左右；老年人喉部反射迟钝，也是好发人群。临床表现以突发呼吸困难或刺激性呛咳为主。诊断主要是依靠影像学及支气管镜检查。异物的取出需要联合多种手段，例如异物钳、异物球囊、网篮、剪刀、冷冻、激光等方法（详见第十章）。

气道腔内病变类型多样，形态各异，需仔细辨别。通过病史及影像学资料早期诊断，减少误诊率，支气管镜检查是首选的诊断方法。尽可能获取病理明确诊断，根据不同的病变性质，选择合适的方法进行治疗。随着介入呼吸病学与基础研究的发展与深入，上述气道内的罕见病有望获得有效的治疗方法。

（王海　顾晔）

◆ 参考文献 ◆

[1] 陈红杰，苗丽君，张国瑞，等. 气管支气管淀粉样变 27 例诊治分析 [J]. 中国实用医刊，2022, 49(1): 1-5.

[2] 丁卫民，唐神结，傅瑜. 重视气管支气管结核的综合规范治疗 [J]. 中华结核和呼吸杂志，2021, 44(4): 288-291.

[3] 李时悦，欧阳能太，钟南山. 骨化性气管支气管病 [J]. 中华结核和呼吸杂志，2001, 24(7): 414-416.

[4] 吕莉萍. 气道腔内病变的诊疗 [J]. 中华医学信息导报，2010, 25(19): 17-18.

[5] 王洪武，张浩波. 中央型气道狭窄的诊断与腔内治疗 [J]. 中国肺癌杂志，2011, 14(9): 739-743.

[6] 杨天芸，韩锋锋，宋琳，等. 气管支气管巨大症临床特征及影像学表现 [J]. 国际呼吸杂志，2011, 31(24): 1873-1876.

[7] 翟宋玉，温树信，王斌全，等. 以气道受累为主的复发性多软骨炎临床诊治进展 [J]. 中国耳鼻咽喉颅底外科杂志，2022, 28(3): 116-120.

[8] Bouledrak K, Walter T, Souquet PJ, et al. Les carcinoïdes bronchiques métastatiques [J]. Rev Pneumol Clin, 2016 Feb, 72(1): 41-48.

[9] Manal E, Nahid Z, Hanane B, et al. La tuberculose endobronchique [J]. Rev Pneumol Clin, 2017 Apr, 73(2): 55-60.

[10] Sève P, Pacheco Y, Durupt F, et al. Sarcoidosis: a clinical overview from symptoms to diagnosis[J]. Cells, 2021 Mar 31, 10(4): 766.

第十章

支气管异物治疗

1897 年 3 月 30 日，Gustav Killian 首次用硬质食管镜取出了在患者右主支气管的猪骨，这也象征着介入呼吸病学的诞生。之后，来自美国费城的医生 Chevalier Jackson 在临床工作中进一步研发了相应的仪器、器械及治疗手段。目前，能开展异物取出的科室包括呼吸科、胸外科、耳鼻喉科和介入放射科等，但大部分病例都集中在呼吸介入科和耳鼻喉科。临床工作中，当怀疑异物吸入时，应尽早做检查，明确诊断，并及时取出，以改善临床症状、降低并发症的发生率。

异物吸入人群的年龄呈双峰分布，以老年人及青少年以下人群为主。据报道，异物吸入的病死率比较高，全世界每小时就有 8 人死于气道异物，尤其是婴幼儿和老年人。但凡妨碍吞咽的因素都可能造成异物的吸入：酗酒、使用镇静催眠药、牙列不齐、高龄、精神发育迟滞、帕金森病、原发神经系统疾病伴吞咽障碍或精神状态异常、创伤、惊厥、全身麻醉、咽食管憩室等都是常见的致病因素。

第一节　支气管异物的种类

支气管异物的种类可分为外源性和内源性。

一、常见的外源性异物

一切能被口咽腔容纳的物体都有可能被吸入气道（图 10-1）。

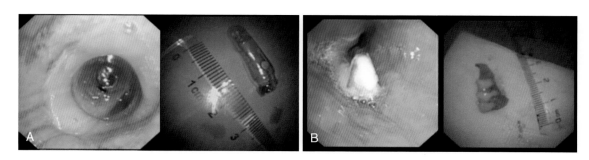

图 10-1　外源性异物。A. 误吸进入的安瓿瓶。B. 脱落的牙齿

1. 有机物，包括：坚果、种子、蔬菜、水果、零食等。

2. 无机类金属，包括：针头、金属丝、首饰、硬币、刀片等。

3. 无机类非金属，包括：鼻炎导气管、气管插管、玩具、义齿、笔帽、避孕套等。

4. 矿物质，包括：牙齿、动物骨头、石头、玻璃等。

5. 经支气管侵入物，包括：纱布、棉球、支架、支气管封堵物等。

6. 其他，包括：虾、蟹钳、寄生虫、药片、胶囊等。

二、常见的内源性异物

内源性异物一般包括：支气管结石、血凝块、阻塞的分泌物、外科术后缝线等（图10-2）。

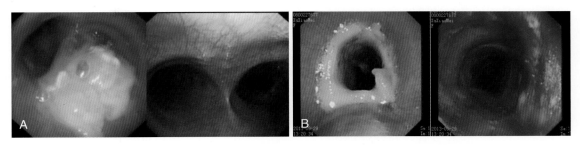

图 10-2　内源性异物。A. 堵塞管腔的黏痰。B. 插管损伤的气道黏膜坏死物

第二节　支气管异物的诊断

吸入性异物常见体征及症状有：哽咽史、长期咳嗽、咯血、单侧呼吸性减弱、肺不张、单侧过度充气、气胸、纵隔气肿、反复肺炎、胸膜疼痛、单侧或双侧哮喘等。

吸入性异物的诊断，主要根据临床症状、影像学辅助检查及支气管镜检查。

一、儿童气道异物的诊断标准

1. 有明确或可疑的异物吸入史。

2. 阵发性咳嗽、喘鸣，听诊时单侧或双侧肺呼吸音减弱，严重时出现呼吸困难，甚至出现吸气三凹征或发绀。

3. 胸部 X 线片上表现为纵隔和心影异常，肺不张或肺气肿。

4. 肺部多层螺旋 CT 能直接显示异物的形态和位置。

二、成年人气道异物的诊断标准

1. 病史：主要指异物吸入史、呛咳史等。

2. 症状与体征：一般有呛咳，呼吸困难、紫绀、三凹征等较少见。

3. 影像学表现：主要有阻塞性肺炎、肺不张、气道内钙化影等。

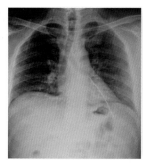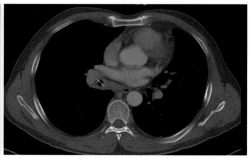

图 10-3　胸部 X 线、胸部 CT 可见高密度影，考虑异物可能性大

4.气管镜检查：可以直视异物及异物性肉芽肿等。

　　当患者有明显的长期咳嗽、咯血、喘息、呼吸不畅或呼吸困难，查体见单侧呼吸性减弱、肺不张、单侧过度充气、反复肺炎等症状，可行胸部 X 线或 CT 检查（图 10-3）。当影像学检查提示有阻塞性肺炎、肺不张、气道内钙化影时，可考虑行支气管镜检查，镜下如直视异物、异物性肉芽肿可明确诊断。

　　异物被吸入后在气管内的位置跟支气管解剖结构相关，3 岁以上的儿童及成人吸入性异物（约 60%）坠入右中间支气管及右下叶支气管，这与右主支气管直径较左侧更大，且与隆突夹角相对更小有关。小于 3 岁的儿童支气管发育不完全，因此发生在双侧支气管的概率相同。双肺下叶支气管更有可能成为异物滞留的部位。

第三节　支气管异物的治疗

一、支气管异物的治疗方法

　　支气管异物的治疗方法有非内镜治疗、硬质支气管镜治疗、可弯曲支气管镜治疗及外科手术治疗。根据异物的特点与嵌顿的位置，个性化选择治疗方案可提高成功率、减少并发症发生。

支气管异物
取出

　　1.非内镜治疗。儿童异物窒息时可使用海姆立克急救法增加胸腔压力，引导并咳出异物。除紧急情况外，推迟支气管镜检查会增加并发症的风险。

　　2.硬质支气管镜治疗。硬质气管镜可保持适宜通气；提供足够操作空间，拥有更好的视野；有更强劲的吸引力，对大块、有嵌顿或出血风险的异物取出有优势，且能更好地保护气管和声门结构。

　　3.可弯曲支气管镜治疗。普及率更高，成功率不低，文献报道支气管异物的取出 80% 是通过可弯曲支气管镜进行的。因为其操作相对简便，配合各类器械能达到很好的效果。

4. 外科手术治疗。当支气管异物形态和嵌入的部位过深或尖锐的异物接近血管，取出过程中会造成严重的并发症，存在一定风险时，可选择外科手术治疗。但是外科手术需要切除肺叶，对肺功能损失较大，因此不作为首选的方法。

二、麻醉方式的选择

支气管异物取出建议在全身麻醉下实施。麻醉可以有效减少患者的咳嗽反射，提高异物取出的成功率，降低出血、气道损伤等并发症的发生。无麻醉条件的患者可实施局部麻醉，选择 2% 利多卡因雾化吸入或咽喉部喷雾、环甲膜穿刺，或者是经鼻道、声门口、气道内利多卡因喷洒。

三、异物取出常用器械

异物取出的器械（图 10-4）类型较多，用途也各不相同，需要根据具体情况选择合适的工具。常用的异物取出器械如下。

1. 异物钳：异物钳是取异物时最常用的器械，其类型包括鼠齿钳、鳄鱼钳、橡皮钳、二爪钳、三爪钳等。根据不同的异物形状和大小，选择合适的异物钳往往能事半功倍。

2. 异物网篮：异物网篮可根据金属丝的数量、形状分为不同的类型，根据异物的大小、位置及操作者经验来选择，一般用于形态不规则或外表光滑的异物。使用异物网篮取质地较软的异物时，需注意金属线对异物产生切割而碎裂的情况。

3. 异物球囊：一般用于几乎完全堵塞支气管、难以抓牢或套取时的情况，将球囊导管伸入异物远端，然后膨胀，回撤球囊的同时异物也会被带出嵌顿的支气道，便于取出。但是对于外表尖锐的异物，在取出过程中会导致球囊破裂或气道壁损伤，需谨慎操作。

4. 冷冻探头：对于某些质软易碎的异物，如血凝块、豆类、药片、辣椒皮等，选择冻取

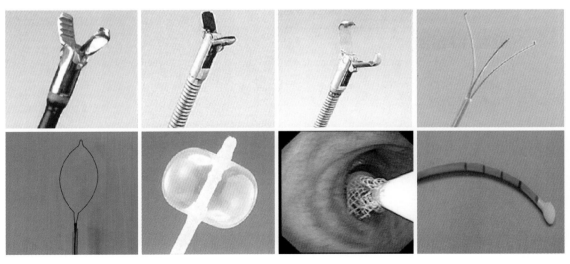

图 10-4　各种异物取出常用的器械

的方法成功率更高。冷冻探头释放低温气体后可粘连异物，并同时取出。

5.硬质支气管镜：硬镜管径大，可取出大体积的异物。取尖锐异物的同时能保护声门。另外，硬镜下的异物钳更大、更有力，可取出嵌顿紧的大块异物。

四、软镜下异物取出步骤

1.经口或喉罩、插管入镜。

2.发现异物，探查是否存在解剖变异或潜在继发性异物。

3.气道准备：冷热消融清除肉芽，收缩血管预止血，局部注入曲安奈德减轻炎症反应。

4.选择合适的配套设备进行异物取出。

5.退镜时根据异物大小选择是否同时退出喉罩或插管。

6.再次进镜，冲洗清理远端气道，确认是否有异物残留或术中出血，并做相应处理。

五、异物取出的并发症

1.中央气道阻塞：当取出的异物掉入下一级气管时容易引起气道堵塞。

2.气道损伤：取出的异物划伤或擦伤气道黏膜，形成气道损伤。

3.大出血：异物取出时划破气道内血管，容易导致出血。

4.对侧肺脓液感染：异物取出时，堵塞的管腔远端脓液大量流出，容易造成对侧肺感染。

5.异物残留：异物取出过程中残留在气道内，术后仍有临床症状出现。

第四节　支气管异物典型病例

一、病例一

（一）患者基本情况

女性，54岁。因"咳嗽伴少量咯血半个月"于外院就诊，胸部CT示右下肺团块影，内可见环形强化。

（二）治疗过程

行全身麻醉下气管镜检查，术中见右下叶后基底段肉芽增殖，以内侧支显著，管腔狭窄。先予以高频电凝进行肉芽消融，开放气道后，见异物为辣椒尖。换用超细支气管镜后，可进入远端支气管，发现异物嵌顿于第八级支气管内，予以冷冻取出（图10-5）。

（三）总结

该病例中选择多种技术联合取出异物，主要考虑异物存在时间长、肉芽增殖，且异物在远端支气管。难点也在于如何清理增殖的肉芽、操作空间小，以及辣椒皮质软等。首先选择高频电清理肉芽，使异物充分暴露，注入生理盐水，保证视野清晰，然后用超细支气

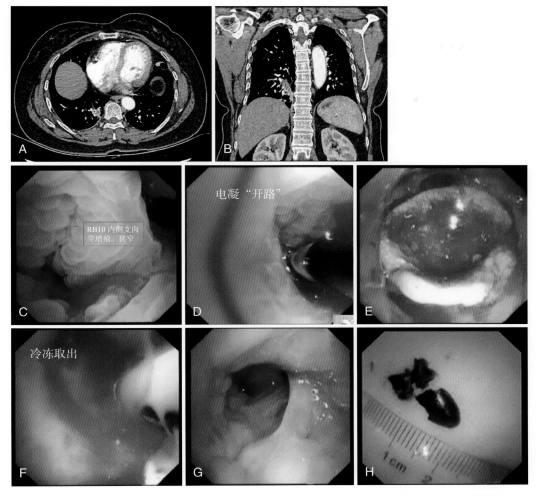

图 10-5　A、B. 右肺下叶支气管阻塞伴高密度影及肺不张。C. 右下叶后基底段亚段黏膜肿胀、肉芽增殖、狭窄。D. 高频电凝开放气道。E. 异物嵌顿在右下叶后基底段亚段开口处。F. 冷冻取出支气管异物。G. 异物取出后的支气管腔通畅。H. 取出的辣椒尖

管镜联合冷冻技术取出异物。

二、病例二

（一）患者基本情况

女性，58 岁，因"呛咳 2 周"于外院就诊，胸部 CT 示左下叶支气管见高密度影，考虑异物可能。

（二）治疗过程

行全身麻醉下硬质支气管镜检查，术中见左下叶支气管见鱼骨刺入管壁，周围肉芽增殖，管腔狭窄。予硬质支气管镜下钳夹顺利取出（图 10-6）。

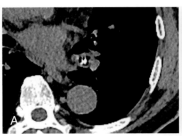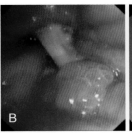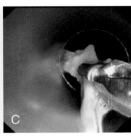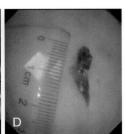

图 10-6　A. 左下叶支气管见高密度影。B. 支气管镜下见鱼骨刺入管壁黏膜。C. 硬质气管镜下
取出支气管异物。D. 已取出的鱼骨

（三）总结

该病例中选择硬质支气管镜下完成操作，主要是考虑鱼骨较锋利、尖端刺入黏膜较深、有出血风险。选择硬质支气管镜更安全，因为硬质支气管镜的异物钳大，操作空间大，不怕出血并发症，还可以保护声门结构。

虽然异物吸入在儿童中更多见，但在相当数量的成人中也有发生。支气管镜检查对气道异物的确诊具有重要作用，需对所有疑似异物吸入的患者进行支气管镜检查。一旦明确有气道异物存在时，应尽可能及时取出以减少并发症的发生。大多数病例可通过软镜下完成异物取出，必要时做好使用硬镜的准备，极少情况下需进行手术治疗。

（王海　顾晔）

◆ 参考文献 ◆

[1] 李正贤，李贵泽 . 支气管镜气道异物取出 70 例临床分析 [J]. 华南国防医学杂志，2001, 15(3): 29-31.

[2] 伍良，冯亦伟，郭清，等 . 无痛支气管镜在气道异物取出的临床应用 [J]. 医学信息 (下旬刊)，2010, 23(2): 49-50.

[3] Heyer CM, Bollmeier ME, Rossler L, et al. Evaluation of clinical, radiologic, and laboratory prebronchoscopy findings in children with suspected foreign body aspiration[J]. J Pediatr Surg, 2006 Nov, 41(11): 1882-1888.

[4] Mise K, Jurcev Savicevic A, Pavlov N, et al. Removal of tracheobronchial foreign bodies in adults using flexible bronchoscopy: experience 1995-2006[J]. Surg Endosc, 2009 Jun, 23(6): 1360-1364.

[5] Niwa T, Nakamura A, Kato T, et al. Bronchoscopic intralesional injection of triamcinolone acetonide treated against bronchial obstruction caused by peanut aspiration[J]. Respir Med, 2005 May, 99(5): 645-647.

[6] Rafanan AL, Mehta AC. Adult airway foreign body removal. What's new?[J]. Clin Chest Med, 2001 Jun, 22(2): 319-330.

[7] Tuggey JM, Hosker HS, DaCosta P. Primary pulmonary botryomycosis: a late complication of foreign body aspiration[J]. Thorax, 2000 Dec, 55(12): 1068-1069.

第十一章
经支气管镜针吸活检术（TBNA）

经支气管镜针吸活检术（transbronchial needle aspiration，TBNA）是应用一种特制的带有可弯曲导管的穿刺针，通过支气管镜操作通道进入气道内，然后穿透气道壁对气管、支气管腔外病变进行穿刺吸引，获取相关标本进行细胞学和病理学检查的一种技术。TBNA 主要依据胸部 CT 及管腔内标志点操作，虽然对操作者的解剖定位和立体思维的要求较高，学习曲线较长，但该技术实用性强，也是呼吸介入的基本功之一。

TBNA 是由阿根廷教授 Schieppati 于 20 世纪 40 年代发明的，当时他首次开展了硬镜介导隆突下淋巴结穿刺术。20 世纪 80 年代初期，王国本教授独创了王氏穿刺法，首次将该技术应用于可弯曲支气管镜下纵隔及肺门淋巴结穿刺活检。在王国本教授的不断努力推广下，他发明的王氏淋巴结图谱及王氏穿刺术在全球逐渐普及，使得 TBNA 成为临床上广泛应用的技术。因此，学习 TBNA 是每一位呼吸介入培训学员的必修课。

第一节　TBNA 的适应证和禁忌证

一、TBNA 的适应证

TBNA 可广泛运用于肺和气管、支气管内占位性疾病和周围异常肿大淋巴结的病因诊断，具体如下。

1. 气管镜直视下不能窥见或表现为外压性的支气管腔外病变、黏膜下病变。其优势有：①穿刺针可穿透气道黏膜深层及支气管壁周围组织；②创伤较小，即使是血供丰富的病灶，出血风险也小；③对于表面覆盖有大量坏死物的病灶，TBNA 可有效穿透坏死层，获得标本；④定位精准，可明确肿瘤的浸润范围。

2. 肺癌诊断与分期（纵隔及双侧肺门淋巴结肿大穿刺活检）。

3. 纵隔占位、肺部囊性病变、肉芽肿性病变、炎性和感染性病变的诊断。

二、TBNA 的禁忌证

1. 出、凝血机制严重障碍，血小板计数 $< 60 \times 10^9/L$ 时不推荐行支气管镜下穿刺活检。

2. 心功能不全、严重心律失常或高血压。急性心肌梗死后 6 周内、恶性心律失常、不稳定心绞痛、严重心肺功能不全、高血压危象者禁止行 TBNA。

3. 严重肺动脉高压、颅内高压、急性脑血管事件、主动脉夹层、主动脉瘤。

4. 严重精神疾病及全身极度衰竭等，并发症风险增高。

5. 哮喘、慢性阻塞性肺病等慢性气道疾病，需要术前吸入支气管扩张剂或激素，以降低急性发作可能。

6. 中等量以上咯血或有明显出血可能的占位性病变，也需慎重处理。

第二节 支气管地图的识别

对于气管、支气管内的中央型病变，TBNA 是获得标本的常用方法。对纵隔-肺门旁淋巴结的穿刺，王国本教授根据多年的操作经验，以 CT 扫描图像及支气管镜下解剖标志点为基础，将镜下穿刺定位点汇成图谱，用于指导临床操作，该图谱被称为 "WANG map" 或 "王氏淋巴结图谱"。术前对 CT 的判读与定位尤为重要。以下将对 11 站淋巴结穿刺点进行逐一讲解。

一、第 1 站: 前隆突淋巴结

1. 定位：左右主支气交汇点的前上方（图 11-1）。

2. 穿刺：气管下端第 1~2 气管环间，12 点钟方向（气管环从隆突向声门处数）。

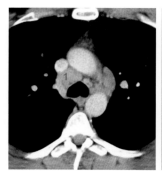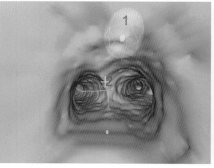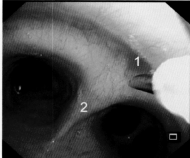

图 11-1 WANG map 的第 1 站淋巴结（1，第 1 站淋巴结；2，隆突）

二、第 2 站: 后隆突淋巴结

1. 定位：左右支气管交汇点的后下方，或直接位于右支气管后方（图 11-2）。

2. 穿刺：隆突后方，5~6 点钟方向。

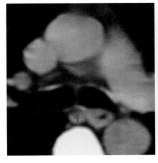
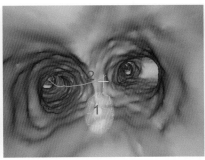
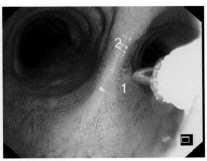

图 11-2　WANG map 的第 2 站淋巴结（1，第 2 站淋巴结；2，隆突）

三、第 3 站：右气管旁淋巴结

1. 定位：上腔静脉后方、气管下端前侧方近奇静脉弓（图 11-3）。

2. 穿刺：气管下端第 2~4 气管环间，1~2 点钟方向。

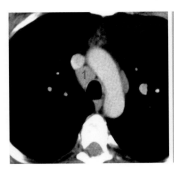
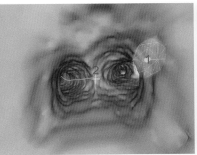
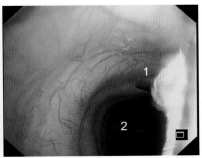

图 11-3　WANG map 的第 3 站淋巴结（1，第 3 站淋巴结；2，隆突）

四、第 4 站：左气管旁淋巴结

1. 定位：气管左侧壁近气管支气管转角处，主动脉弓下、左肺动脉上（图 11-4）。

2. 穿刺：气管下端左侧第 1~2 气管环间，9 点钟方向。

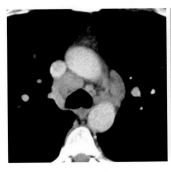
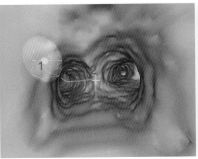
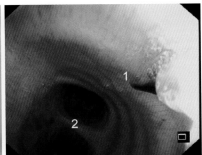

图 11-4　WANG map 的第 4 站淋巴结（1，第 4 站淋巴结；2，隆突）

五、第 5 站：右主支气管淋巴结

1. 定位：右主支气管前上方（图 11-5）。
2. 穿刺：右主支气管第 1~2 气管环间（从开口向远端数），12 点钟方向。

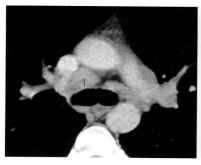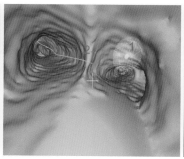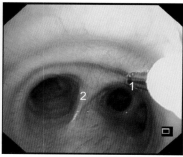

图 11-5　WANG map 的第 5 站淋巴结（1，第 5 站淋巴结；2，隆突）

六、第 6 站：左主支气管淋巴结

1. 定位：左主支气管前上方（图 11-6）。
2. 穿刺：左主支气管第 1~2 气管环间，12 点钟方向。

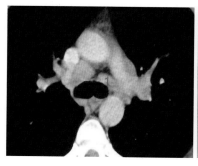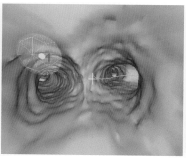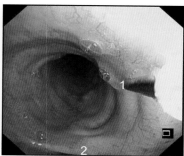

图 11-6　WANG map 的第 6 站淋巴结（1，第 6 站淋巴结；2，隆突）

七、第 7 站：右上肺门淋巴结

1. 定位：右上支气管与中间支气管之间（图 11-7）。
2. 穿刺：右上支气管分嵴前方。

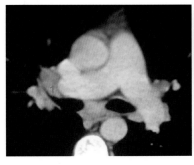
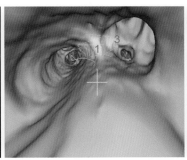
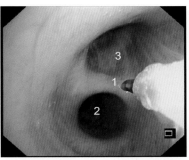

图 11-7　WANG map 的第 7 站淋巴结（1，第 7 站淋巴结；2，右中间支气管；3，右上叶支气管）

八、第 8 站：隆突下淋巴结

1. 定位：左右主支气管之间或近右上支气管开口水平（图 11-8）。
2. 穿刺：右主支气管内侧壁，或近右上支气管开口，9 点钟方向。

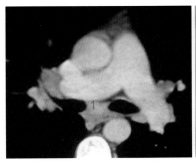
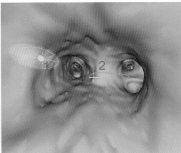
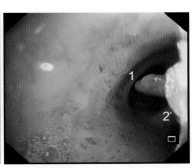

图 11-8　WANG map 的第 8 站淋巴结（1，第 8 站淋巴结；2，右上叶支气管开口）

九、第 9 站：右下肺门淋巴结

1. 定位：中间支气管的侧方或前方，近右中叶支气管开口水平（图 11-9）。
2. 穿刺：右中间支气管侧壁，3 点钟方向；或中叶支气管开口水平，12 点钟方向。

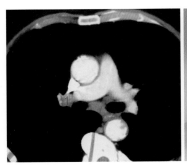
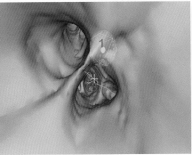
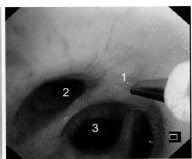

图 11-9　WANG map 的第 9 站淋巴结（1，第 9 站淋巴结；2，右中叶支气管；3，右下叶支气管）

十、第10站：隆突远端淋巴结

1. 定位：中间支气管和左主支气管之间，近右中叶支气管开口水平（图 11-10）。

2. 穿刺：中间支气管内侧壁，近右中叶支气管开口水平，9点钟方向。

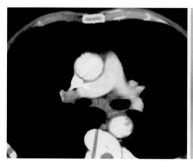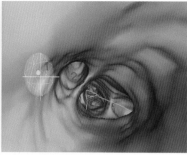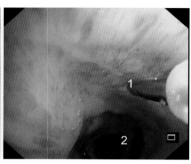

图 11-10　WANG map 的第 10 站淋巴结（1，第 10 站淋巴结；2，右中叶支气管）

十一、第11站：左肺门淋巴结

1. 定位：左上下叶支气管分嵴处（图 11-11）。

2. 穿刺：左下支气管外侧壁近背段开口，9点钟方向。

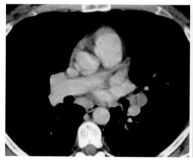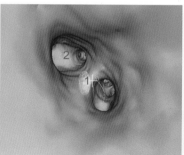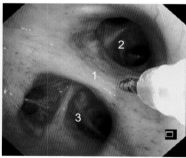

图 11-11　WANG map 的第 11 站淋巴结（1，第 11 站淋巴结；2，左上叶支气管；3，左下叶支气管）

11 站淋巴结可分为以下四个层面（图 11-12）。

第一层面：隆突层面，包括①前隆突淋巴结、②后隆突淋巴结、③右气管旁淋巴结、④左气管旁淋巴结、⑤右主支气管淋巴结、⑥左主支气管淋巴结。

第二层面：右主支气管层面，包括⑦右上肺门淋巴结、⑧隆突下淋巴结。

第三层面：中间支气管层面，包括⑨右下肺门淋巴结、⑩隆突远端淋巴结。

第四层面：左主支气管层面，为⑪左肺门淋巴结。

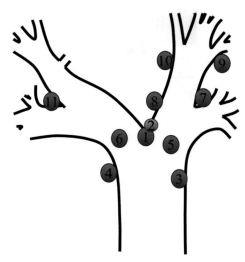

图 11-12　WANG map 的 11 站淋巴结可分为四个层面

第三节　TBNA 的穿刺针结构及操作步骤

1983 年，王国本教授首次使用自制的可弯曲 TBNA 穿刺针，使支气管镜引导下进行 TBNA 操作成为可能。之后，为了更好地适用于临床，王国本教授不断改进穿刺针，经反复改良的 19G 穿刺针可成功获得组织学标本。可弯曲穿刺针也逐渐用于良性疾病或少见恶性肿瘤的诊断。

一、TBNA 穿刺针的结构

TBNA 穿刺针（图 11-13）的结构一般包括内、外芯两部分：外芯用于切割组织，内芯用于回收保护针头不堵塞。当穿刺针进入病变部位后，需要将内芯缩回外芯，由外芯负责目标区域的取样。

TBNA 穿刺针的常用规格有 22G、21G、19G。其中，19G 是目前应用最广泛的组织学穿刺针，可有效获取组织学标本用于病理诊断；21/22G 是细胞学穿刺针，其获取的标本属于病理细胞学范畴。部分穿刺针设计了侧孔，目的是为了增加各类标本的获取量。

二、TBNA 的操作步骤

通过支气管地图定位后，TBNA 操作的步骤如下。

1. 将穿刺针径直送入支气管镜工作孔道内，送针前应确保穿刺针位于鞘内，以免针尖损伤支气管镜工作孔道。

2. 当且仅当鞘管末端伸出支气管镜后，才可将穿刺针由针鞘中伸出。

3. 应避免导管伸出支气管镜过长，这样会妨碍支气管镜在气道内的正常操作。仅仅将

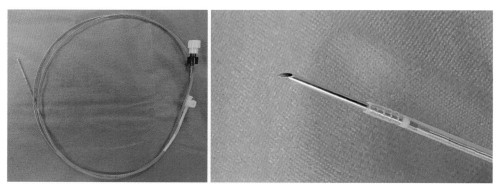

图 11-13　TBNA 穿刺针

穿刺针和导管金属环伸出支气管镜，保证仪器的弯曲、推进或旋转等操作。穿刺针伸出气管镜也不能过长。若穿刺针伸出气管镜过长，则必定导致针尖摆动，难以透过气道壁。

4. 将穿刺针尖锚于气道软骨环之间，调整支气管镜角度，将支气管镜伸向穿刺部位。

5. 穿刺针应尽量以垂直角度透过气道壁。

三、四种常用的 TBNA 穿刺方法

1. 突刺法：需要在鼻或口端固定支气管镜，手捏住穿刺针尾端，用力将穿刺针刺向穿刺点。

2. 推进法：操作时，术者需用持镜手的小指或辅助手将穿刺针近端固定于支气管的工作孔处，然后操作者用右手以一定恒力将支气管镜连同穿刺针向前送。

3. 咳嗽法：穿刺针通过气管镜活检通道进入气道后，将活检部和穿刺针推出，触及气管壁并稳定住穿刺针，嘱患者用力咳嗽，利用咳嗽时气道肌肉的收缩将穿刺针刺透气道壁。

4. 金属套管紧贴气管壁法：穿刺针通过气管镜活检通道进入气道后，不将活检部推出，而是将穿刺针的金属环端紧贴在气道黏膜上，将穿刺针推出，依靠穿刺针尖的力量来透过气道壁（图 11-14）。

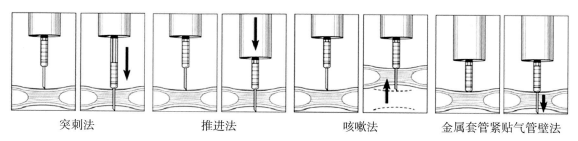

突刺法　　　　　推进法　　　　　咳嗽法　　　金属套管紧贴气管壁法

图 11-14　四种常用的 TBNA 穿刺进针方法

第四节　TBNA 的标本处理

TBNA 术后的标本处理是提高诊断率的关键，有以下两种常用的方法。

一、干抹片法

用空注射器内的空气将穿刺针内标本直接吹在玻片上，用另一张玻片相对涂抹均匀，立即置于 95% 的乙醇溶液中固定，称为干抹片法。如用组织穿刺针取出组织条时，需要及时将组织标本放入福尔马林液体中固定。

二、湿溶液法

注射器内抽入 1~2 mL 生理盐水，将穿刺针中的标本冲入试管内，宜多穿几针，有少量血液更好。3~5 针的标本用同样方法冲入同一试管中，放置片刻后摇晃试管，其中的血凝块送组织病理，剩余液体送细胞学或细菌培养，称为湿溶液法。

第五节　TBNA 的术后并发症

TBNA 的并发症除缺氧、出血等与常规支气管镜操作相同，还需注意特有的并发症发生。

1. 纵隔感染。虽然 TBNA 所致感染的发生率比较低，但一旦发生，可导致严重后果。注意术中相对无菌操作，减少无菌性囊肿穿刺活检。

2. 气胸、纵隔气肿。临床数据表明，TBNA 是一项相对安全的技术：气胸的发生率较低，不足 1%；纵隔气肿的发生率更低。操作不熟练或淋巴结、病灶小可能出现上述并发症。影像学确诊后需对症处理，严重纵隔气肿需及时行胸骨上窝切开排气。

如今，超声引导下经支气管镜针吸活检术（endobronchial ultrasound-guided transbronchial needle aspiration，EBUS-TBNA）的发展非常迅速，逐渐普及，相较传统的 TBNA 技术学习曲线更短，安全性更高，但学习 TBNA 仍具有一定价值。首先，作为呼吸介入的基本功，TBNA 在大气道腔内病变及肺外周病变中的应用始终不可替代。特别是联合导航支气管镜、机器人支气管镜下的穿刺活检比单纯活检钳活检诊断率更高。其次，TBNA 所需设备简单、价格低廉，在基层医院的开展与普及也更有优势。熟练掌握 TBNA 的定位方法和操作技术，可达到满意的临床效果，为各类胸部疾病提供诊断依据。

（王海　顾晔）

◆ **参考文献** ◆

[1] 李凯述, 刘明涛, 姜淑娟, 等. 经支气管镜针吸活检联合现场细胞学对肺癌诊断的临床价值 [J]. 中国肺癌杂志, 2014, 17(3): 6.

[2] 马芸, 杨会珍, 张苑, 等. 经支气管针吸活检术的过去、现在和未来 [J]. 中华结核和呼吸杂志, 2014, 37(11): 862-864.

[3] 邬盛昌, 倪飞华. 常规经支气管镜针吸活检术的非"王氏"穿刺点选择探讨 [J]. 中国内镜杂志, 2022, 28(7): 82-88.

[4] 阳韬, 王剑, 严玉兰, 等. 经支气管镜针吸活检术在支气管周围及肺门 / 纵隔病变诊断中的应用 [J]. 中华肺部疾病杂志 (电子版), 2016, 9(5): 539-541.

[5] Madan NK, Madan K, Jain D, et al. Utility of conventional transbronchial needle aspiration with rapid on-site evaluation (c-TBNA-ROSE) at a tertiary care center with endobronchial ultrasound (EBUS) facility[J]. J Cytol, 2016 Jan-Mar, 33(1): 22-26.

[6] Saini V, Garg K, Handa U, et al. Conventional TBNA experience over a 10-year period: diagnostic yield and associated limitations in a tertiary care government set-up[J]. Indian J Tuberc, 2017 Apr, 64(2): 99-103.

[7] Sarinc Ulasli S, Koksal D, Karcioglu O, et al. Diagnostic utility of conventional transbronchial needle aspiration in older patients[J]. Eur Geriatr Med, 2018 Apr, 9(2): 263-267.

[8] Vitale C, Galderisi A, Maglio A, et al. Diagnostic yield and safety of C-TBNA in elderly patients with lung cancer[J]. Open Med (Wars), 2016 Nov 19, 11(1): 477-481.

第十二章
超声引导下经支气管镜针吸活检术（EBUS-TBNA）

经支气管镜腔内超声（endobronchial ultrasound，EBUS）是将带有微型超声探头的支气管镜送入气管-支气管腔，通过对病变部位的超声扫描，获得管壁及管周结构的超声图像，从而提高诊断水平的方法（图 12-1）。1990 年，Hürther 和 Hanrath 首次将支气管内超声技术诊断肺及纵隔肿瘤以德文的形式发表，后于 1992 年在 *Thorax* 杂志上

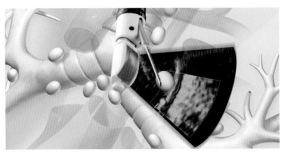

图 12-1　超声气管镜示意图

发表支气管内超声的可行性及初步研究结果。此时的支气管内超声是通过在气管镜活检钳道置入径向超声探头，从而获得气管、支气管外的周围组织结构的超声图像。

随着技术的发展，EBUS 分为凸阵扫描超声支气管镜（convex probe EBUS）和径向超声支气管镜（radial probe EBUS）。前者为电子扫描，扇形超声；后者为机械扫描，又名外周超声。

超声引导下经支气管镜针吸活检术（endobronchial ultrasound-guided transbronchial needle aspiration，EBUS-TBNA）是在可弯曲的支气管镜末梢安置有一个凸面的 7.5 MHz 的传感器，可对纵隔和支气管周围组织进行线性平行电子扫描，通过气管镜的工作通道，在直接超声可视下实时进行支气管针吸活检。

第一节　EBUS-TBNA 的适应证和禁忌证

一、EBUS-TBNA 的适应证

1. 原发性肺癌的肺门 / 纵隔淋巴结评估，包括术前淋巴结分期、术后淋巴结转移评估、化疗后纵隔再分期。

2.肺部转移性肿瘤的肺门/纵隔淋巴结评估。

3.原因不明的肺门/纵隔淋巴结肿大的诊断。

4.纵隔肿瘤的诊断。

5.肺内肿瘤的诊断。

6.肺癌的二次活检等。

总之，对于大气道周围病变的评估，均可考虑通过EBUS-TBNA获取标本送检。

二、EBUS-TBNA 的禁忌证

EBUS-TBNA的禁忌证原则上与支气管镜相同。

1.一般情况差、不能耐受或不能配合检查。

2.麻醉药物过敏。

3.不稳定性心绞痛、心肌梗死、严重心律失常、心功能不全、未能有效控制的高血压等心血管疾病。

4.有主动脉瘤破裂危险及严重上腔静脉阻塞。

5.呼吸衰竭。

6.严重出血倾向及凝血机制障碍。

第二节　EBUS-TBNA 的操作流程

一、术前准备

（一）仪器设备

开展EBUS-TBNA技术，除了气管镜检查所需的常规设备外，还需要气管镜主机、超声主机、超声支气管镜和穿刺针（图12-2）。

1.超声气管镜：外径6.9~7.3 mm，内径2.2 mm，上下弯曲角度分别为120°和90°。其先端部构造见图12-3。

超声支气管镜上、下机的操作流程

EBUS-TBNA的操作流程

2.新一代超声气管镜：外径6.6 mm。与上一代相比，具有更细的先端部和更短的先端部探头（传感器），增加了内镜插入的便利性（图12-4）。视野方向从向前斜视35°降至20°，白光下图像更接近于普通内镜视野，配合更优的画质，使超声镜的插入更加便捷，在过声带时表现尤为明显。它使操作者在EBUS操作过程中保持全视野的内镜图像，便于观察支气管腔内结构。

3.穿刺针：目前临床工作中常用的是21G和22G的穿刺针。穿刺针套装为已灭菌的一次性使用产品，包括穿刺针、连接阀和20 mL负压注射器，穿刺针出针最大长度为4 cm。除了21G和22G的穿刺针之外，市面上还有19G和25G的穿刺针。

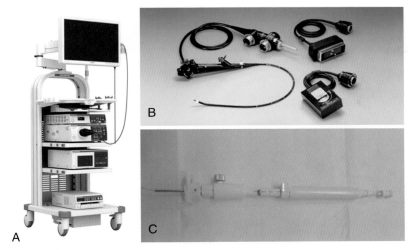

图 12-2　EBUS-TBNA 操作所需的主要器材。A. 气管镜主机及超声主机。B. 超声气管镜。C. 穿刺针

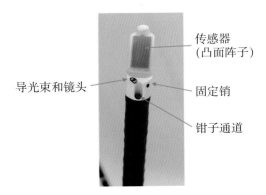

图 12-3　超声气管镜先端部构造

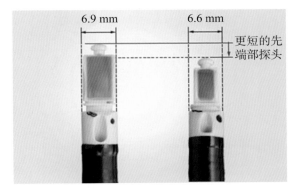

图 12-4　新一代超声气管镜（右）与上一代超声气管镜（左）先端部的对比图

（二）安装水囊

超声支气管镜配备有专用的水囊，安装于传感器（超声探头）上，通过超声镜上的水囊注水口，向水囊内注入生理盐水，使传感器与气管或支气管壁更好地贴合，从而获得清晰的超声图像。以下为水囊安装过程（图 12-5）。

1. 准备水囊、水囊安装器、10 mL 生理盐水注射器、延长管。

2. 用水囊安装器钳住水囊的前端，将后端反折套在安装器上。

3. 撑开水囊安装器，沿着传感器两侧，将水囊套在传感器上。

4. 通过注水口，将生理盐水注入水囊中，观察水囊充盈情况，以及是否有破损及气泡。

5. 反复往水囊内注水和吸出，直到将水囊内气泡排除，也可通过挤压水囊将气泡从前端的水囊开口挤出。

6. 气泡全部排出后，将水囊开口环套在镜子最前端凹槽内。

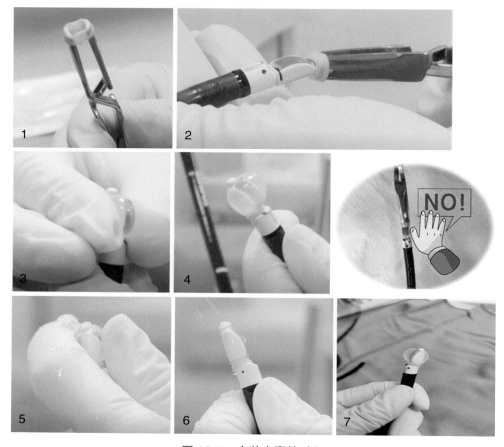

图 12-5　安装水囊的过程

（三）患者准备

1. 术前行胸部 CT 或 PET/CT 等检查，了解胸部淋巴结及肺部病灶的情况。

2. 术前常规心电图、血常规、凝血系列、血型、肝炎系列、梅毒及 HIV 抗体、心肺功能、血气分析等检查。

3. 如果患者正在应用抗凝药物，参考《成人诊断性可弯曲支气管镜检查术应用指南》，在充分评估停药后的风险后，推荐提前按照以下时间停药：氯吡格雷提前 5~7 天停药，华法林提前 5 天停药，达比加群及利伐沙班提前 24 小时停药。

（四）医生准备

1. 术前谈话。根据患者情况及检查结果，对患者进行手术评估，术前讨论是否可以进行 EBUS-TBNA 检查。如果计划进行 EBUS-TBNA 操作，医生应与患者及其家属进行术前谈话，充分告知检查的必要性及可能存在的风险，取得患者及其家属同意后，签署知情同意书。

2. 明确穿刺部位及顺序。根据患者术前影像，确定拟穿刺淋巴结或病灶，并明确穿刺顺序，怀疑恶性肿瘤淋巴结转移患者，淋巴结穿刺顺序按照 N3—N2—N1 的顺序进行穿刺。肺癌分期基于疾病的解剖学范围并由 TNM 分期系统（T，原发性肿瘤；N，区域淋巴结；M，远处转移）描述。明确淋巴结的状态，对于肺癌分期及治疗至关重要。按照 2017 年新版 UICC/AJCC 肺癌 TNM 分期标准（第 8 版），Nx 代表区域淋巴结无法评估；N0 代表无区域淋巴结转移；N1 代表同侧支气管周围和（或）同侧肺门淋巴结以及肺内淋巴结有转移，包括直接侵犯而累及的；N2 代表同侧纵隔内和（或）隆突下淋巴结转移；N3 代表对侧纵隔、对侧肺门、同侧或对侧前斜角肌及锁骨上淋巴结转移。

（五）麻醉

超声支气管镜检查可在局部麻醉下进行，术前给予患者 2% 利多卡因雾化吸入或咽喉部喷雾，并在鼻道、声门口、气道内喷洒利多卡因，可获得较好的麻醉效果。环甲膜穿刺也是局部麻醉的方式之一，但是由于其为有创操作，患者心理负担较重，目前上海市肺科医院内镜中心较少采用。为了给患者提供更为舒适的诊疗，可采用局部麻醉 + 镇静或全身麻醉的麻醉方式。在麻醉之前，麻醉医生需充分评估患者情况，结合拟进行的操作及预计的时长，采用最适合患者的麻醉方式及药物。

二、术中操作

（一）进镜

局部麻醉患者可经鼻或者经口途径进入气道。由于经口进镜，口腔内分泌物难以排出或者吞咽，患者感受较差，难以较长时间配合操作，故在鼻腔条件允许进镜时，首选经鼻进入超声气管镜。

局部麻醉经鼻进镜技巧：①进入鼻腔时，超声气管镜旋转 90°，更容易进镜；②在进镜过程中，同时嘱患者鼻子吸气，可打开鼻腔咽部入口，配合进镜；③ BF-UC260FW 超声气管镜视野方向呈 35° 向左前斜视，因此进镜时可向上调节控制按钮，使先端部向下，以获得正前方视野。

（二）穿刺的步骤

1. 探查：按照术前选择的目标部位，以 N3—N2—N1 的顺序进行超声探查。

2. 调节图像：在气道内定位淋巴结或者病灶大致位置后，可充盈水囊，对超声图像进行调节，此时可对拟穿刺的淋巴结 / 病灶进行以下操作：①测量大小；②多普勒模式明确周围及内部血供情况；③弹性成像功能辅助判断质地（相对软硬度）、寻找最佳穿刺点（图 12-6）。

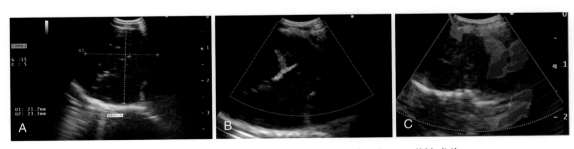

图 12-6　观察病灶。A. 测量大小。B. 血流探测。C. 弹性成像

此外，还有精细血流功能，有助于避开细小的血管。组织谐波功能所显示的图像对比度好、伪影少。H-Flow 模式：对于显示内镜先端周边的细小血管尤其有用，有助于避开血管，进行准确操控。脉冲多普勒模式：可在指定位置测量血流速率，同时显示横截面图像，以确定目标血管。弹性成像功能：利用心跳或血管搏动的挤压和振动而产生的变形，弹性成像可显示组织的相对软硬度，属于高级别超声成像模式。

3. 进针：将穿刺针通过钳子孔道插入气管镜并固定。

4. 出鞘：解锁外鞘管固定钮，慢慢伸出鞘管，使鞘管远端部在内镜下可见，并呈"月牙状"（图 12-7），并再次固定。严禁镜下未见鞘管就伸出穿刺针，避免损伤超声内镜的工作孔道。

5. 穿刺：再次确认淋巴结位置、视野和穿刺路径。解锁穿刺针，固定最大出针长度，在超声引导下将穿刺针头插入淋巴结内。将针芯前后进退几次，完全拔出针芯。连接负压注射器，打开负压开关，注意观察有无血液吸出。稳定气管镜及穿刺针，反复穿刺15~20 次。

6. 结束穿刺：关闭负压，退出针头并锁定，收鞘管，打开锁扣，将穿刺针退出气管镜（图 12-8）。

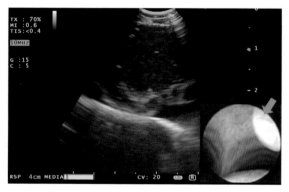

图 12-7 穿刺针鞘管镜下表现（箭头所指）

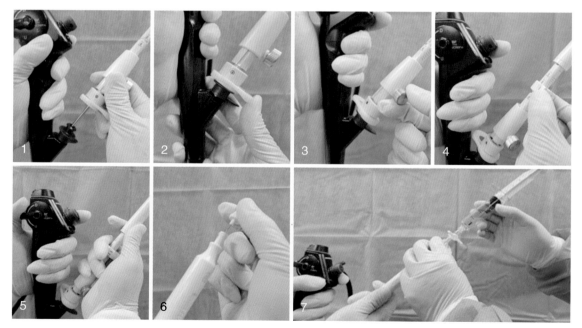

图 12-8 穿刺的步骤。1~7 分别为进针、固定、出鞘、调整出针长度、穿刺、退出针芯、连接负压针筒

（三）穿刺的技巧及注意事项

1. 穿刺针通过钳道进入气管镜的过程中以及伸出鞘管时，尽量避免超声镜弯曲部处于弯曲状态，否则钳道可能会由于长期反复摩擦后受损，最终导致超声镜的损坏。

2. 调整超声，寻找最大距离进针点进针。

3. 进针时先将针固定于黏膜上，判断穿刺角度处于合适位置后，再推送，这样更安全、更准确。

4. 穿刺时穿刺针快进慢出，以提高取样量。

5. 在探查穿刺部位多个切面血供少的前提下，穿刺时可在同一水平面旋转镜身，提高取样量。

6. 每个淋巴结最好穿刺 2~3 次，如果需要做基因检测或其他特殊检测，可适当增加穿刺次数，从而获取足够的样本。

（四）标本制作

用针芯将穿刺针内的抽吸物推出至玻片上，进行涂片检查，细胞学涂片后滴上固定液固定。撤出针芯，用注射器抽取 1~2 mL 生理盐水，将穿刺针管道内残留标本收集到装有细胞保存液的 50 mL 离心管中，进行薄层细胞检查，或收集到其他试剂容器中，进行细菌学、分子生物学检测（图 12-9）。

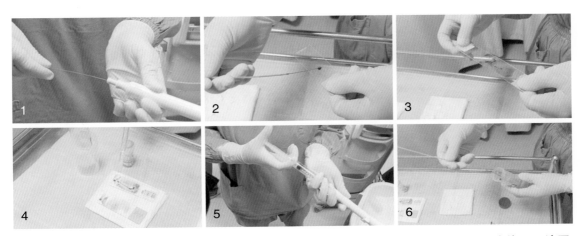

图 12-9　标本制作过程。1. 置入针芯。2. 用针芯将穿刺针的抽吸物推出至玻片上。3. 涂片。4. 滴固定液。5. 拔出针芯，用空针筒将针道内残留标本推出。6. 用离心管收集残余标本

第三节　EBUS-TBNA 的术后并发症

EBUS-TBNA 在实时超声引导下进行穿刺，并且可以通过病灶大小测量、多普勒模式、精细血流等模式进一步明确病灶情况，安全高效。在规范的操作下，并发症发生率低。主要的并发症有出血、气道痉挛、气胸、纵隔气肿、感染、大血管损伤、纵隔血肿、气道损

伤、穿刺针断裂等。

　　EBUS-TBNA 是一项介入呼吸病学常用技术，气管内实时超声引导可提高 TBNA 对纵隔和肺门病变的诊断率，具有安全性高、诊断率高、准确性高、价格合理等优点，在纵隔、肺门及肺实质良恶性病变的诊断方面得到广泛应用。充分的术前准备、严格的适应证和禁忌证把握、规范的术中操作以及合格的标本制作是开展该技术的关键环节。

（杨莉）

◆ 参考文献 ◆

[1] 成人诊断性可弯曲支气管镜检查术应用指南 (2019 年版)[J]. 中华结核和呼吸杂志 , 2019, (8): 573-590.

[2] Hürter T, Hanrath P. [Endobronchial sonography in the diagnosis of pulmonary and mediastinal tumors][J]. Dtsch Med Wochenschr, 1990, 115(50): 1899-1905.

[3] Hürter T, Hanrath P. Endobronchial sonography: feasibility and preliminary results[J]. Thorax, 1992, 47(7): 565-567.

[4] Tanoue LT. Lung Cancer Staging[J]. Clin Chest Med, 2020, 41(2): 161-174.

第十三章
径向超声支气管镜（R-EBUS）

近年来，随着胸部高分辨率 CT 的广泛应用，肺外周病变的检出率有所提高，尤其是越来越多的肺结节（≤ 3 cm）在筛查中被发现。早期诊断和规范化的治疗是提高患者生存率的关键。

传统的经支气管镜肺活检术（transbronchial lung biopsy，TBLB）是将可弯曲的支气管镜插入支气管分支后，用活检钳直接夹取病变区域肺组织（可联合 X 线透视），用以诊断肺弥漫性病变和肺周边局灶性病变。对于肺外周 1/3 的结节，常规支气管镜检查的诊断率很低，而经 CT 引导下的经皮穿刺活检可以更为准确地诊断肺外周病变，但是经皮穿刺活检的并发症发生率较高，气胸和肺内出血风险分别在 23%~44% 和 1%~27% 之间。

经支气管镜腔内超声（endobronchial ultrasound，EBUS）是近年来介入呼吸病学最重要的技术进展之一，该技术将内镜医生的视野从大气道的黏膜表面扩展到支气管周围的结构和肺外周的病变。该技术有两种形式：主要用以诊断肺外周病灶的径向超声支气管镜（radial probe endobronchial ultrasound，RP-EBUS/R-EBUS）和主要用以诊断大气道周围病变的凸阵扫描超声支气管镜（convex probe endobronchial ultrasound，CP-EBUS）。

R-EBUS 是一种支气管镜介导的微创诊断技术，应用超声成像原理，可以将远端支气管周围病变可视化，从该支气管进行 TBLB 及其他取样方法，尤其适用于普通气管镜下无法观察到的肺外周病灶的活检（图 13-1），显著提高了支气管镜对肺外周病变的诊断率。此外，径向超声还可以探及病灶周围血供情况，从而避开血供丰富的区域进行取材，提高了取材的安全性。研究显示，R-EBUS 诊断周围肺病变的总体诊断率为 70.6%，对于超过 2 cm 的病变、恶性的病变以及在 CT 扫描中具有支气管征的病变，R-EBUS 的诊断率则会进一步提高。

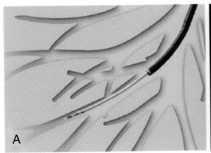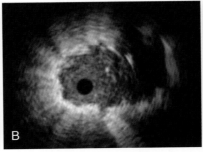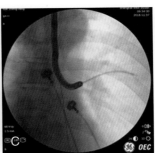

图 13-1　R-EBUS 的工作原理。A. R-EBUS 探查外周病灶示意图。B. R-EBUS 下病灶超声图像。C. R-EBUS 在肺外周探查的透视影像

R-EBUS 联合引导鞘管（guide sheath，GS）应用，由引导鞘管包裹的超声探头通过支气管镜的工作通道到达病变，确定病变部位后退出探头，而引导鞘管则留在原位，刷子或活检钳通过引导鞘管进入病灶，可以在周围病灶处反复取样，改善经支气管镜活检的准确性，并保护其他部位不受活检出血的影响。R-EBUS-GS-TBLB 已成为肺外周病变经支气管镜途径诊断的常用方法。

第一节　R-EBUS 的适应证和禁忌证

一、R-EBUS 的适应证

主要适用于肺部弥漫性病变、肺外周结节、肿块及浸润病灶的诊断。

二、R-EBUS 的禁忌证

该项检查的禁忌证原则上与支气管镜相同。

1. 一般情况差、不能耐受或不能配合检查。

2. 麻醉药物过敏。

3. 不稳定性心绞痛、心肌梗死、严重心律失常、心功能不全、未能有效控制的高血压等心血管疾病。

4. 有主动脉瘤破裂危险及严重上腔静脉阻塞。

5. 呼吸衰竭。

6. 严重出血倾向及凝血机制障碍。

第二节　R-EBUS 的操作流程

一、术前准备

（一）仪器设备

1. 必需的器材：内镜主机系统、电子支气管镜、超声主机、径向超声探头（图 13-2）、探头驱动器、引导鞘管套装（图 13-3）、心电监护仪。

2. 可选的器材：引导装置、C 臂机、虚拟导航、电磁导航等。

R-EBUS 的操作流程

（二）引导鞘管套装及小探头定位

1. 细胞刷定位：将引导鞘管远端与细胞刷鞘远端对齐排列，固定 ET 卡锁位置与引导鞘管近端平齐（图 13-4A）；伸出细胞刷的刷毛，并在近端平齐引导鞘管的位置做标记（图 13-4B）。

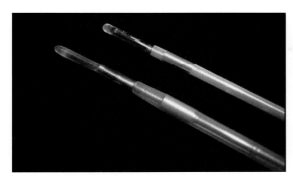

图 13-2　两种规格的径向超声探头。外径分别为
1.7 mm（左）和 1.4 mm（右）

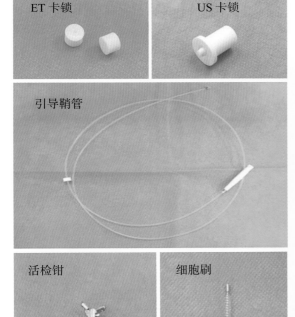

图 13-3　引导鞘管套装各部件

2. 活检钳定位：将活检钳伸出引导鞘管，打开钳杯，回撤活检钳，尽可能地接近鞘的边缘，但不能卡住活检钳的关节部位，固定 ET 卡锁（图 13-4C）。

3. 超声探头定位：将超声探头伸出引导鞘管，以使换能器尖端从引导鞘管远端延伸，之后连接 US 卡锁（图 13-4D）。

（三）连接超声探头

将超声探头连接至超声探头驱动器，正面向上持带有触点的探头，将探头直插入超声探头驱动器中（图 13-5）。注意在连接和分离超声探头时确保关闭超声成像设备。

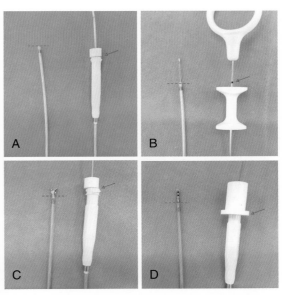

图 13-4　引导鞘套装定位。A. 细胞刷定位。B. 细胞刷毛定位。C. 活检钳定位。D. 超声探头定位

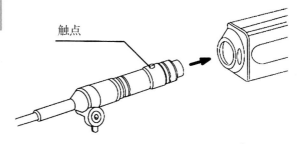

图 13-5　超声探头与驱动器连接示意图

（四）患者准备

1. 术前行胸部薄层 CT 检查，了解肺部病灶的情况。

2. 术前常规心电图、血常规、凝血系列、血型、肝炎系列、梅毒及 HIV 抗体、心肺功能、血气分析等检查。

3. 如果患者正在应用抗凝药物，参考《成人诊断性可弯曲支气管镜检查术应用指南》，在充分评估停药后的风险后，推荐提前按照以下时间停药：氯吡格雷提前 5~7 天停药，华法林提前 5 天停药，达比加群及利伐沙班提前 24 小时停药。

（五）医生准备

1. 术前谈话。根据患者情况及检查结果，对患者进行手术评估，术前讨论是否可以进行 R-EBUS 检查。如果计划进行 R-EBUS 操作，医生应与患者及其家属进行术前谈话，充分告知检查的必要性及可能存在的风险，取得患者及其家属同意后，签署知情同意书。

2. 外周病灶的定位。仔细阅读患者术前胸部薄层 CT 图像，明确病灶所在的支气管位置。可通过手绘导航（画图法，图 13-6）、虚拟导航（图 13-7）、电磁导航技术（图 13-8）辅助来确定目标病灶所在的支气管，从而在术中能够准确、快速到达病灶。

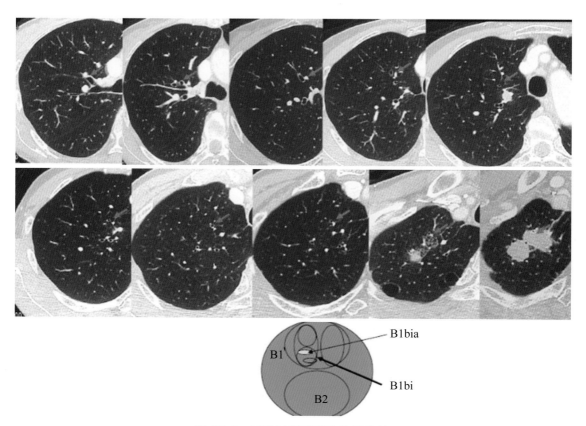

图 13-6　手绘导航确定肺外周病灶

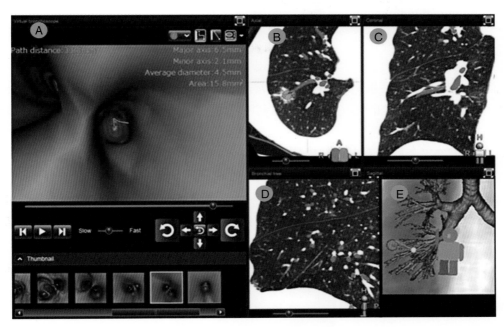

图 13-7 虚拟导航支气管镜技术。A. 虚拟支气管镜下图像。B. 水平位。C. 冠状位。
D. 矢状位。E. 支气管树

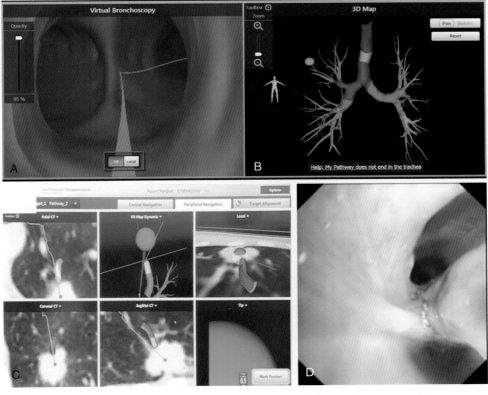

图 13-8 电磁导航支气管镜技术。A. 虚拟支气管镜下图像。B. 支气管树。
C. 术中实时导航。D. 支气管镜下图像

二、术中操作

（一）进镜

首先按照先健侧、后患侧的顺序，进行常规气管镜检查双侧支气管内情况。根据术前肺部影像判断肺部病变所处的支气管，也可以利用画图法或虚拟导航技术帮助识别病变部位。

（二）探查

将前述已经准备的带有引导鞘管的外周超声探头经气管镜钳道送至病变可能涉及的支气管。打开超声进行探查，超声图像鉴别见图 13-9。当在 EBUS 图像中观察病变时，回撤超声探头至病变近端，在该处病变的横截面图尺寸将变小，冻结并移出探头。操作者留置引导鞘管在原位，并保持气管镜位置无移动，助手缓慢从引导鞘管中移出探头。

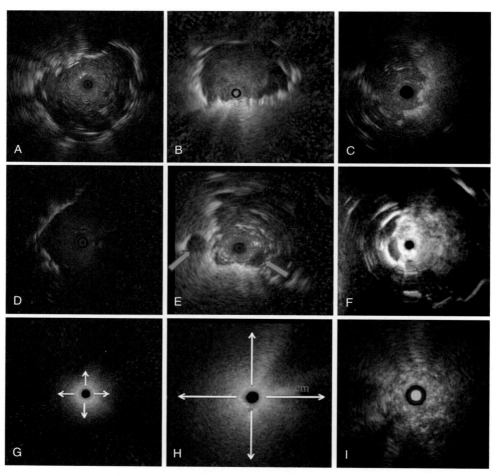

图 13-9　外周超声病变识别。A. 恶性病变：边界相对清晰，内部回声不均质，病灶包绕支气管。B. 恶性病变：边界相对清晰，内部回声不均质，以实性成分为主，病灶与支气管相邻。C. 良性病变：边界不完整，内均值低回声。D. 良性病变：边界不完整，见线样离散征。E. 支气管周围血管（红色箭头所示）。F. 探头图像显示裂纹，提示探头前的换能器碰到胸膜或支气管，图像被干扰。此时如果再用力推进探头，将损伤探头。G. 正常支气管腔图像。H. 纯磨玻璃结节。I. 混合型磨玻璃结节

（三）活检

将活检钳插入引导鞘管内，直至预先准备的卡锁位置。此时打开活检钳的钳杯，轻轻后撤活检钳。如果活检钳卡住无法后退，则提示活检钳在支气管腔内成功打开；反之，如果活检钳可一直通过鞘管后退，则表示活检钳并未真正打开。在确定活检钳已经处于打开状态后，保持活检钳打开状态并再次向前，直至预先准备的卡锁位置后，进行活检。

（四）刷检

将细胞刷插入引导鞘管内，直至预先准备的卡锁位置，然后助手反复推送刷毛，进行局部刷检。注意：助手要根据术前标记点推送刷毛，在刷检的过程中，操作者应继续保持气管镜及引导鞘管的位置无移动。

（五）局部冲洗

注射器抽取 10 mL 生理盐水，通过鞘管注入支气管腔内，助手保持注射器负压状态，同时缓慢退出鞘管，从而获得局部冲洗液。

（六）退镜

观察出血情况并进行相应处理后，退镜，结束操作。

第三节　R-EBUS 辅助的经支气管针吸活检术

R-EBUS 除了用于肺外周病灶的活检外，还可以辅助位于管腔外的靠近中央的肺外周病灶的经支气管镜针吸活检术（TBNA），该部位通常位于第 3~5 级支气管腔外。如果通过 CP-EBUS 无法到达该部位，或暂未开展 CP-EBUS，可先通过 R-EBUS 在支气管壁上探查管腔外病灶部位情况，确定病灶所在的支气管腔内的解剖位点后，再行 TBNA，从而获得病灶的标本，明确诊断（图 13-10）。

上海市肺科医院内镜中心总结了通过以上方法诊断的 19 例患者，其中 8 例（42.1%）获得了明确的诊断，包括肺癌 6 例、非特异性炎症 1 例、隐球菌感染 1 例，诊断率为42.1%。均无严重术后并发症发生。该研究提示，在 R-EBUS 辅助下的 TBNA 可以获得足够

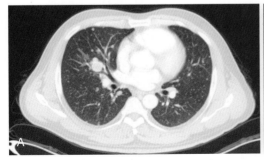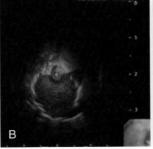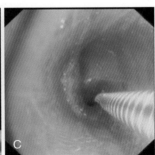

图 13-10　R-EBUS 辅助的 TBNA。A. 右肺中叶病灶 CT 影像。B. R-EBUS 下病灶影像。C. 在 R-EBUS 探查的部位行 TBNA 的镜下影像

的样本，扩大了经支气管诊断腔外病灶的范围。

第四节　R-EBUS 的术后并发症

R-EBUS 是一项安全性很高的检查，在规范的操作下，并发症发生率低。荟萃分析显示 R-EBUS 总体并发症发生率为 2.8%。主要的并发症包括气胸、出血和肺炎。术后胸管置入率为 0.2%。

R-EBUS 为肺外周病变经支气管镜途径诊断的常用方法。R-EBUS 把常规支气管镜下无法发现的病灶可视化，并且可以明确病灶周围血供情况，使 TBLB 更加安全、高效，提高了肺外周病灶的诊断率。此外，R-EBUS 还适用于位于管腔外的靠近中央的肺外周病灶，在 R-EBUS 探查后确定镜下的穿刺点，然后再进行 TBNA，比传统的 TBNA 更安全、高效，并扩大了经支气管诊断腔外病灶的范围。

（杨莉）

◆ 参考文献 ◆

[1] 成人诊断性可弯曲支气管镜检查术应用指南 (2019 年版) [J]. 中华结核和呼吸杂志 , 2019, (8): 573-590.

[2] Ali MS, Trick W, Mba BI, et al. Radial endobronchial ultrasound for the diagnosis of peripheral pulmonary lesions: a systematic review and meta-analysis[J]. Respirology, 2017, 22(3): 443-453.

[3] Baaklini WA, Reinoso MA, Gorin AB, et al. Diagnostic yield of fiberoptic bronchoscopy in evaluating solitary pulmonary nodules[J]. Chest, 2000, 117(4): 1049-1054.

[4] Chenna P, Chen AC. Radial probe endobronchial ultrasound and novel navigation biopsy techniques[J]. Semin Respir Crit Care Med, 2014, 35(6): 645-654.

[5] Gould MK, Tang T, Liu IL, et al. Recent trends in the identification of incidental pulmonary nodules[J]. Am J Respir Crit Care Med, 2015, 192(10): 1208-1214.

[6] Heerink WJ, de Bock GH, de Jonge GJ, et al. Complication rates of CT-guided transthoracic lung biopsy: meta-analysis[J]. Eur Radiol, 2017, 27(1): 138-148.

[7] Lee SC, Kim EY, Chang J, et al. Diagnostic value of the combined use of radial probe endobronchial ultrasound and transbronchial biopsy in lung cancer[J]. Thorac Cancer, 2020, 11(6): 1533-1540.

[8] Song N, Yang L, Wang H, et al. Radial endobronchial ultrasound-assisted transbronchial needle aspiration for pulmonary peripheral lesions in the segmental bronchi adjacent to the central airway[J]. Transl Lung Cancer Res, 2021, 10(6): 2625-2632.

[9] Steinfort DP, Khor YH, Manser RL, et al. Radial probe endobronchial ultrasound for the diagnosis of peripheral lung cancer: systematic review and meta-analysis[J]. Eur Respir J, 2011, 37(4): 902-910.

[10] Yeow KM, Su IH, Pan KT, et al. Risk factors of pneumothorax and bleeding: multivariate analysis of 660 CT-guided coaxial cutting needle lung biopsies[J]. Chest, 2004, 126(3): 748-754.

第十四章
内科胸腔镜

内科胸腔镜是一项操作简单、安全性高、花费较少的诊疗技术，为呼吸科医生提供了进入胸膜腔的窗口，使医生能够在直视下进行胸膜活检、胸管放置、胸膜固定、粘连分解等操作。目前临床上主要用于不明原因胸腔积液的病因诊断及胸膜疾病的胸腔镜下治疗。

最早有关胸腔镜检查的记录是在 1866 年爱尔兰人 Richard Cruise 对一名患有脓胸的 11 岁女孩进行了胸膜腔内窥镜检查。1910 年，瑞典内科医生 Hans Christian Jacobaeus 在局部麻醉下，使用胸腔镜对渗出性胸膜炎患者进行了检查，并发表了关于胸腔镜的论文。1913 年，Jacobaeus 在胸腔镜辅助下，使用电凝松解脏层和壁层胸膜间的粘连带，以造成人工气胸，使肺部获得物理性萎陷，该方法被广泛应用于肺结核的萎陷疗法，从而阻碍结核菌的繁殖和播散，并可治疗肺结核形成的空洞，被称为 Jacobaeus 手术。直到 20 世纪 50 年代，随着抗结核药物的广泛应用，Jacobaeus 手术在肺结核的治疗中才逐渐退出历史的舞台。此外，Jacobaeus 还主张胸腔镜引导下对病因不明的胸腔积液进行胸膜活检，将胸腔镜作为诊断和治疗工具。

20 世纪 90 年代初期，胸外科医生将"胸腔镜"概念引入外科，即电视辅助胸腔镜手术（video-assisted thoracic surgery，VATS）。为了进行区分，内科胸腔镜（medical thoracoscopy）一词应运而生。VATS 是指在手术室使用全身麻醉、单肺通气和各种一次性器械进行的胸腔镜手术。在临床工作中，VATS 通常用于胸膜疾病、自发性气胸和肺大疱、肺部肿瘤、纵隔疾病、食管疾病的活体组织检查和治疗。而内科胸腔镜检查是指在气管镜室开展的检查，可在患者清醒镇静或局部麻醉下进行，主要由非外科医生，尤其是从事呼吸内镜的医生操作（表 14-1）。

表 14-1　内、外科胸腔镜的区别

	内科胸腔镜	外科胸腔镜
场所	气管镜室	手术室
医生	内镜医生	外科医生
器械	硬质内科胸腔镜、半硬质胸腔镜、支气管镜代内科胸腔镜	硬质胸腔镜
操作目的	主要用于诊断、粘连松解和胸膜固定	病灶切除和粘连严重的胸膜松解等操作
麻醉	局部浸润麻醉、局部麻醉＋镇静、全身麻醉＋气管插管	全身麻醉、单肺通气、双腔气管插管
费用	低	高

中国医师协会整合呼吸专业委员会于 2018 年制定了《内科胸腔镜诊疗规范》，为内科胸腔镜技术在临床工作的开展提供了参考依据。

第一节　内科胸腔镜的适应证和禁忌证

一、内科胸腔镜的适应证

不明原因胸腔积液的诊断、弥漫性恶性胸膜间皮瘤的诊断、肺癌分期、恶性或复发性胸腔积液的治疗、早期脓胸的治疗以及自发性顽固性气胸的治疗等。

二、内科胸腔镜的禁忌证

1. 内科胸腔镜的绝对禁忌证是胸膜广泛粘连，如胸膜纤维化、感染后或此前行胸膜固定术，致胸膜腔闭塞，缺乏空间进行内科胸腔镜操作。要进行内科胸腔镜操作，患者需要至少 300 mL 左右的局部气胸或 2~4 cm 深的胸膜腔空间。

2. 内科胸腔镜的相对禁忌证是不能耐受侧卧位、心脏和血流动力学状况不稳定、出现严重的非氧疗不能纠正的低氧血症、有出血倾向、肺动脉高压、难治性咳嗽、药物过敏、预期生存期较短以及全身状况较差。

第二节　内科胸腔镜的操作流程

一、术前准备

（一）仪器设备

术前需准备灭菌后的内科胸腔镜、胸壁穿刺器套管（trocar）、一次性手术衣、无菌手套、气胸切开包、负压引流瓶、带针胸管、心电血压监测、除颤仪、氧源等。

内科胸腔镜的
操作流程

内科胸腔镜有硬质胸腔镜（图 14-1）和半硬质胸腔镜（图 14-2）。目前临床应用较为广泛的内科胸腔镜主要为 LTF-40 型半硬质胸腔镜，外径为 7 mm，内径为 2.8 mm，长度为 27 cm，包括近端 22 cm 的硬质插入部和 5 cm 可弯曲的先端部，最大向上角度为 160°，向下 130°。这套设备借助于一次性塑料可弯曲穿刺鞘管（内径为 8 mm）实现单点穿刺技术。

（二）患者准备

1. 术前 24 小时行胸部 X 线片、CT、B 超等检查，了解胸腔积液、积气、胸膜粘连等情况。

2. 术前常规心电图、血常规、凝血系列、血型、肝炎系列、梅毒及 HIV 抗体、心肺功

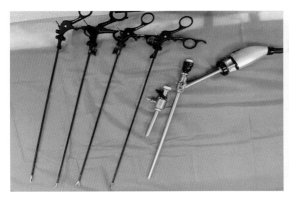

图 14-1　硬质内科胸腔镜

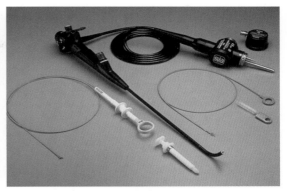

图 14-2　半硬质内科胸腔镜

能、血气分析等检查。

3. 根据患者情况及检查结果，对患者进行手术评估，术前讨论是否可以进行内科胸腔镜检查或治疗。如果计划进行内科胸腔镜操作，医生应与患者及其家属进行术前谈话，充分告知内科胸腔镜检查的必要性及可能存在的风险，取得患者及其家属同意后，签署知情同意书。

4. 穿刺点定位：切口选择一般在患侧腋部胸壁第 4~8 肋间，常选取腋后线第 6~7 肋间，或根据术前 24 小时胸部影像结果（B 超、X 线或 CT 等）定位穿刺点，定位点应尽量避开胸膜粘连处。

5. 根据情况术前可肌注盐酸哌替啶 50~100 mg，咳嗽剧烈者可口服复方可待因溶液 10 mL 止咳。

（三）术前人工气胸

由于内科胸腔镜的操作要求肺和胸壁之间有足够的空间，通常需要至少 300 mL 左右的局部气胸或 2~4 cm 深的胸膜腔空间，故术前可行胸腔穿刺抽水并向胸腔注入过滤空气（300~500 mL 左右形成人工气胸）。通过术前人工气胸，可以判断胸膜粘连情况，发现未气胸时影像中不易发现的胸膜肿瘤，从而帮助选择合适的进镜部位。但是研究显示，是否接受人工气胸，对于内科胸腔镜的诊断率无影响，且接受术前人工气胸患者更倾向于发生皮下气肿，并且需要更多的操作时间和诊疗费用。结合上海市肺科医院内镜中心的临床经验，不推荐常规进行术前人工气胸，可选择术前胸部超声辅助判断胸膜粘连并定位。研究显示，胸部超声比侧卧位胸片在识别胸膜粘连方面更具有优势，可指导胸腔镜的入路。

（四）患者体位

健侧卧位，患侧向上，手臂高于头部。同时通过脉搏血氧仪监测患者的生命参数、心电图、血压和氧合。

（五）医护准备

内科胸腔镜操作所需人员 3~4 名，其中在无菌区域内有操作内镜的医生 1 名，助手 1 名，无菌区外有取必要设备的护士 1 名，负责监测患者总体情况的医生或护士 1 名。如果是全身麻醉患者，还需要麻醉医护 1~2 名。

二、术中操作

（一）洗手、消毒铺巾

操作者及助手按照外科手术洗手程序进行洗手及消毒铺巾。

1. 洗手：取适量洗手液，按照六步洗手法，洗至肘上 10 cm。

2. 冲手：手指朝上屈肘冲净手臂上的肥皂水。注意手始终高于手臂且保持在胸腰段内，手及臂不可触及非无菌物品。

3. 擦手：取无菌擦手巾擦干双手，擦手巾对折成三角形，底边向上呈拉锯式从腕部擦至肘上 10 cm（不超过刷手范围），毛巾换面同法擦干另一只手。

4. 涂抹消毒液：按照六步洗手法涂抹双手，待干。

5. 打开气胸切开包：无菌区域外的人员打开气胸切开包的第一层，无菌区域内的助手穿一次性手术衣及戴无菌手套后，打开气胸切开包的第二层，并将卵圆钳递给操作医生。

6. 手术区域皮肤消毒：操作者以定位点为中心向外消毒 15 cm，三次，每次范围逐渐缩小。

7. 铺巾：操作者铺无菌洞巾。

8. 穿手术衣及戴手套：完成以上操作后，操作者穿一次性手术衣、戴无菌手套。

（二）麻醉及置入鞘管

对于局部麻醉的患者，用 2% 利多卡因 10~15 mL，后做逐层浸润麻醉直达胸膜。注意：要选择上肋下缘和下肋上缘之间进针，从皮肤、皮下组织、肋间肌和壁层胸膜依次深入，并通过反复吸引避免针尖触碰附近的肋间动静脉。如果是全身麻醉患者，可先行麻醉插管操作完成后，再变换患者体位、消毒铺巾。

麻醉后，沿肋骨方向切开皮肤 1~2 cm，并用弯头血管钳钝性分离皮下各层至胸膜，以螺旋运动的方式置入鞘管（trocar），直到有落空感为止，此时鞘管不宜置入过深，以免损伤肺组织。

由于肋间血管及神经沿肋骨下缘走行，故在穿刺麻醉、切开及分离皮下组织过程中，要避免紧贴上肋下缘进针及切开分离。

（三）胸腔镜经鞘管进入胸腔观察

助手连接胸腔镜，操作者持胸腔镜通过鞘管，镜下观察鞘管位置后，再进行鞘管深入胸腔位置的调整。胸腔镜进入胸腔，依次观察脏层、壁层、膈胸膜和切口周围胸膜，在胸腔镜的引导下进行对可疑病灶活检、肺大疱的治疗、滑石粉喷洒、粘连分解、胸腔内药物灌注等诊断及治疗的操作（图 14-3）。

镜下可见正常肺脏表面呈粉红色，质软，可见网状分布的肺小叶，黑色的炭黑样色素沉着散布在肺表面。脏层胸膜表面透明肺不张区域呈紫红色，边界清楚。结核性胸膜炎可见充血、水肿、弥漫性粟粒样分布的小结

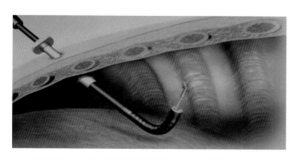

图 14-3 内科胸腔镜进入胸腔活检示意图

节。恶性结节及其他典型病理改变非常容易识别。正常及异常胸腔内的镜下表现见图 14-4。

（四）退镜及置入胸管

完成内科胸腔镜下的操作后，退镜并将鞘管拔出，沿着鞘管置入的方向插入带针胸管，并将针芯退出后，立即用血管钳夹闭胸管，连接负压引流瓶，松开血管钳，嘱局部麻醉患者轻咳或麻醉医生辅助全身麻醉患者鼓肺，观察水柱波动情况，再次夹闭胸管，缝线缝合皮肤，并固定胸管。最后消毒缝合处皮肤，无菌纱布包扎，完成操作。

三、术后处理

术后监测胸管引流情况，复查胸部 X 线片或胸部 CT 以了解胸腔内的情况。在内科胸腔镜术后当天，使用鼓肺法预防肺不张。若存在大量胸腔积液的患者，胸水引流应缓慢进行，避免出现复张后的肺水肿。在诊断性内科胸腔镜检查结束时，一旦肺重新扩张，即可

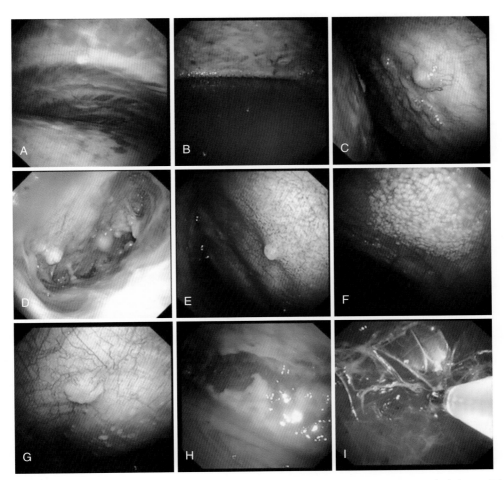

图 14-4 胸腔内的不同镜下表现。A. 正常胸腔。B. 胸腔积液。C. 恶性结节（小细胞癌）。D. 恶性间皮瘤。E. 恶性结节（转移性鳞癌）。F. 良性结节（肉芽肿性病变）。G. 良性结节（肉芽肿性病变）。H. 良性病变（肉芽组织增生伴坏死）。I. 良性病变（纤维素性渗出，早期脓胸）

拔除引流管。对于进行滑石粉胸膜固定术等治疗性操作的患者，术后需要住院观察和胸管引流。当引流管拔除且伤口愈合后，拆除切口缝线。

第三节　内科胸腔镜的术后并发症

内科胸腔镜并发症发生率低，偶有的术后并发症主要为疼痛、持续性的漏气、出血、皮下气肿、术后发热、脓胸、伤口感染、空气栓塞、心律失常、低血压、间皮瘤的胸壁播散等。其中，空气栓塞是最为严重的并发症，多在术前建立人工气胸时发生，如果出现应立即停止注气，取左侧卧位、头低脚高，促使气体从右心室进入肺动脉，最后通过呼吸系统排出。

第四节　内科胸腔镜在治疗中的应用进展

除了在胸膜疾病的诊断方面广泛应用于临床之外，内科胸腔镜还在脓胸、顽固性气胸、恶性胸腔积液等疾病的治疗方面发挥重要作用。

一、脓胸

病菌侵入胸膜腔，产生脓性渗出液、积聚于胸膜腔内的化脓性感染。按照病理过程分类，脓胸可以分为渗出期（急性期）、纤维素期（过渡期）及机化期（慢性期）。对于还未进入机化期的脓胸，此时纤维板未形成，在全身抗感染的同时，可通过内科胸腔镜在适度镇静下，直视下进行胸腔内情况检查及胸膜活检、胸腔积液的引流、胸膜粘连分解、药物的灌注冲洗。荟萃分析显示，胸腔内应用纤溶药物治疗，对早期脓胸患者有益。

二、恶性胸腔积液

恶性胸腔积液是晚期恶性肿瘤胸膜转移或者胸膜恶性肿瘤的常见表现，提示患者预后不良。恶性胸腔积液治疗的目的主要是有效控制胸腔积液，缓解患者的呼吸困难症状，提高生活质量，延长生存期。对于恶性胸腔积液患者，可以通过内科胸腔镜在直视下行胸膜活检、吸除胸腔积液、置管以及化疗药物灌注，还可以在镜下均匀地将医用滑石粉喷洒在脏层胸膜，使胸腔完全永久性粘连，有效抑制胸腔积液。另外，内科胸腔镜联合光动力技术治疗恶性胸腔积液也在探索中。

三、肺大疱相关疾病

自发性气胸的形成通常与肺大疱有关，治疗肺大疱可减少气胸的复发。近年来，多项研究显示内科胸腔镜治疗肺大疱可获得很好的疗效。镜下可直接观察肺大疱情况，并选用高频电、氩等离子体凝固术（APC）等方法进行治疗。如果有胸膜粘连，可行粘连带松解，以避免胸膜撕裂影响伤口的愈合。对于巨型肺大疱的患者，可在内科胸腔镜下穿刺肺大疱，向内注入医用胶，覆盖大疱的基底部，然后抽出大疱内残留气体，从而达到减容的疗效。

随着内科胸腔镜的仪器设备不断的完善和更新，微针胸腔镜、内科胸腔镜联合荧光支气管镜等新设备正在逐步应用于临床的诊疗。冷冻活检、快速现场评估（rapid on-site evaluation，ROSE）技术、海博刀（Hybrid Knife）等新技术的应用，可进一步提高内科胸腔镜下获取的胸膜病变标本质量，为诊断和治疗不明胸腔积液和胸膜疾病提供了更好的手段。

内科胸腔镜是一项安全有效的胸膜和肺疾病的介入性诊疗技术。标准的操作术后并发症发生率低。术前仔细评估患者的病情、严格把握内科胸腔镜的适应证和禁忌证、充分培训胸腔镜医生、充分准备术前仪器设备及抢救设施等是保障操作安全顺利进行的必要条件。随着设备及新技术的更新，内科胸腔镜在治疗方面也具有很好的临床应用前景。

（杨莉）

◆ 参考文献 ◆

[1] 呼玮，张杰，王娟，等．内科胸腔镜术前实施人工气胸的利弊分析 [J]. 中华结核和呼吸杂志，2018，41(10): 793-798.

[2] 金发光，李时悦，李王平，等．内科胸腔镜诊疗规范 [J]. 中华肺部疾病杂志（电子版），2018，11(1): 6-13.

[3] 闫青爽，刘敬禹．内科胸腔镜术前是否建立人工气胸的优劣分析 [J]. 中国医学工程，2020，28(10): 32-37.

[4] 张华，王蕾，葛长胜，等．经内科胸腔镜行巨型肺大疱减容术的疗效及安全性研究 [J]. 中华医学杂志，2021，101(30): 5.

[5] Feller-Kopman DJ, Reddy CB, Decamp MM, et al. Management of malignant pleural effusions. An official ATS/STS/STR clinical practice guideline[J]. Am J Respir Crit Care Med, 2018, 198(7): 839-849.

[6] Guo HY, Pan XQ, Hu M, et al. Medical thoracoscopy-assisted argon plasma coagulation combined with electrosurgical unit for the treatment of refractory pneumothorax in elderly patients[J]. Ann Thorac Cardiovasc Surg, 2019, 25(5): 237-245.

[7] Janda S, Swiston J. Intrapleural fibrinolytic therapy for treatment of adult parapneumonic effusions and empyemas: a systematic review and meta-analysis[J]. Chest, 2012, 142(2): 401-411.

[8] Lee P, Mathur PN, Colt HG. Advances in thoracoscopy: 100 years since Jacobaeus[J]. Respiration, 2010, 79(3): 177-186.

[9] Moisiuc FV, Colt HG. Thoracoscopy: origins revisited[J]. Respiration, 2007, 74(3): 344-355.

[10] Thiam K, Guinde J, Laroumagne S, et al. Lateral decubitus chest radiography or chest ultrasound to predict pleural adhesions before medical thoracoscopy: a prospective study[J]. J Thorac Dis, 2019, 11(10): 4292-4297.

附录

常用支气管镜设备安装与故障排除

可弯曲支气管镜

一、电子支气管镜上、下机

（一）物品准备

电子支气管镜、吸引按钮、钳子口开口阀、支气管镜主机、支气管镜光源。

（二）操作前准备

1. 使用前检查支气管镜表面是否干燥（重点：插入部、导光杆、电缆接头），如有水渍则用气枪或无菌纱布擦干，安装吸引按钮、钳子口开口阀。

2. 用转运车将支气管镜送至床旁。

3. 正确地将支气管镜挂至镜架上，切勿随意摆放！

（三）支气管镜上机

1. 将导光杆插入光源，旋转拆下防水帽，连接导光电缆，连接时导光电缆白点对准支气管镜电缆接头处第一处标记线 / 点，轻轻推入后，向上顺时针旋转至第二处标记线 / 点，并听到"咔哒"一声，即安装完毕。

2. 打开光源，打开主机（先后顺序无差别）。

3. 若安装了内镜追溯系统，及时打卡记录支气管镜清洗消毒信息。

（四）支气管镜下机

1. 预处理。

2. 先关主机，再关光源（先后顺序无差别）。

3. 逆时针旋转导光电缆卸下电缆，安装防水帽，将导光杆拔出，与图像处理器断开。

4. 将支气管镜放置于污镜转运车内转运至清洗室。

二、电子支气管镜操作规程

（一）物品准备

电子支气管镜、润滑油、氧气设备 2 套、心电监护仪、负压吸引设备 2 套、10 mL 注射器、0.1% 利多卡因、50 mL 注射器、生理盐水、利多卡因喷雾剂、一次性使用细胞刷、一次性活检钳、痰液收集器。

(二) 药物准备

去甲肾上腺素、止血药 (如尖吻蝮蛇血凝酶、凝血酶冻干粉等)。

(三) 操作流程

见附图 1-1。

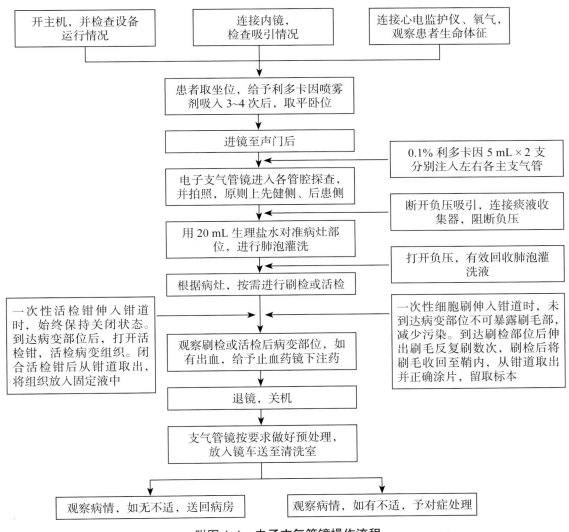

附图 1-1　电子支气管镜操作流程

超声支气管镜

一、超声支气管镜上、下机

（一）物品准备

超声电子支气管镜、吸引按钮、超声支气管镜主机、支气管镜主机、支气管镜光源。

（二）操作前准备

1. 使用前检查超声支气管镜表面是否干燥（导光杆、防水帽），如有水渍则可以用气枪或无菌纱布擦干，安装吸引按钮。

2. 用转运车将支气管镜送至床旁。

3. 正确地将超声支气管镜挂至镜架上，切勿随意摆放！

（三）超声支气管镜上机

1. 将导光杆插入光源，旋转拆下防水帽，连接超声电缆线，连接时超声电缆红点对准超声支气管镜第一处标记线／点，轻轻推入后，向上顺时针旋转至第二处标记线／点；连接内镜电缆线，连接时内镜电缆线白点对准气管镜第一处标记线／点，轻轻推入后，向上顺时针旋转至第二处标记线／点。

2. 先打开超声主机，待指示灯亮后，再打开光源，打开主机。

3. 若安装了内镜追溯系统，及时打卡记录超声支气管镜清洗消毒信息。

（四）超声支气管镜下机

1. 预处理。

2. 先关主机，再关光源。

3. 旋转卸下超声电缆线、内镜电缆线，安装防水帽，将导光杆拔出。

4. 将超声支气管镜放置于污物转运车内转运至清洗室。

二、超声支气管镜操作规程

（一）物品准备

超声支气管镜、润滑油、氧气设备 2 套、血氧饱和度监测设备、负压吸引设备 2 套、10 mL 注射器、0.1% 利多卡因、20 mL 注射器、生理盐水纱布、利多卡因喷雾剂、一次性穿刺针。

（二）药物准备

去甲肾上腺素、止血药（如尖吻蝮蛇血凝酶、凝血酶冻干粉等）。

（三）操作流程

见附图 1-2。

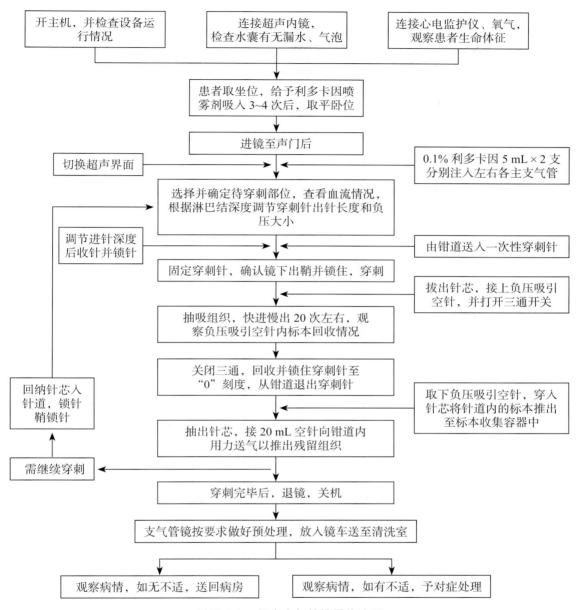

附图 1-2 超声支气管镜操作流程

支气管镜主机、光源故障排查

一、支气管镜主机故障排查

（一）图像质量或亮度

故障现象	可能的原因	解决方法
没有图像显示	电源没有全部开启	开启所有电源开关
	内镜接头没有连接牢固	牢固插入内镜接头到头
	内镜接头的电气接点上有异物，如洗涤剂残留物、硬水残留物、指印、灰尘和线头	使用蘸有 70% 乙醇或异丙醇的洁净无绒布彻底擦干内镜接头的连接接点。干燥后将内镜连接至光源，并确认向右和向左旋转内镜接头都获得了正确的图像
图像不清晰	内镜先端的物镜受污	使用蘸有 70% 乙醇或异丙醇的洁净无绒布彻底擦干物镜
图像太暗或太亮	内镜先端的导光束受污	使用蘸有 70% 乙醇或异丙醇的洁净无绒布彻底擦干导光束
	光导末端的玻璃受污	使用蘸有 70% 乙醇或异丙醇的洁净无绒布擦拭玻璃
	光源设置不正确	按照使用说明书所述调节光源的设定
图像异常	使用了不兼容的图像处理装置	选择兼容的图像处理装置
	使用了不兼容的光源	选择兼容的光源
	内镜接头的电气接点上有异物，如洗涤剂残留物、硬水残留物、指印、灰尘和线头	使用蘸有 70% 乙醇或异丙醇的洁净无绒布彻底擦干内镜接头的电气接点。干燥后将内镜连接至光源，并确认向右和向左旋转内镜接头都获得了正确的图像

（二）送水

故障现象	可能的原因	解决方法
钳子管道开口阀漏液	钳子管道开口阀安装不当	正确安装钳子管道开口阀。盖上钳子管道开口阀阀帽
	没有牢固地插入注射器	牢固插入
不能安装钳子管道开口阀	使用了不正确的钳子管道开口阀	使用正确的钳子管道开口阀
	钳子管道开口阀受损	更换新的钳子管道开口阀

（三）吸引

故障现象	可能的原因	解决方法
吸引不能进行，或吸引力不足	钳子管道开口阀安装不当	正确安装钳子管道开口阀。盖上钳子管道开口阀阀帽
	钳子管道开口阀受损	更换新的钳子管道开口阀
	吸引泵设定不当	按照吸引泵的使用说明书，调整设定
	吸引按钮受损	更换新的吸引按钮
吸引按钮发涩	吸引按钮受损	更换新的吸引按钮
吸引按钮没有回到初始位置	吸引压力太高	降低吸引压力
不能安装吸引按钮	使用了不正确的吸引按钮	使用正确的吸引按钮
	吸引按钮受损	更换新的吸引按钮

二、支气管镜光源故障排查

故障现象	可能的原因	解决方法
内镜不能连接到光源	内镜与光源不兼容	连接"■系统图"中所列内镜
没有通电	没有打开电源开关	打开电源开关
	台车的电源开关关闭	打开台车的电源开关
检查灯不亮	还没有开启检查灯	按下检查灯按钮
	检查灯关闭	关闭光源，并再次开启检查灯
内镜没有发出光	还没有开启检查灯	按下检查灯按钮
通风孔没有排气	该设备可能已出现功能异常	停止使用，并与设备公司联系
按下检查灯按钮，但是检查灯没有关闭	检查灯按钮按下的时间太短	按住检查灯按钮1秒以上
应急灯指示灯闪烁	应急灯破裂或失灵	立即关闭光源，从墙壁电源插座和电源接口上拔下电源线，然后与设备公司联系
听见连续的嘟嘟声	光源温度太高	关闭光源，并确认没有挡住通风孔。让光源冷却，然后再次打开
不能重置检查灯寿命指示灯	检查灯还亮着	按住检查灯按钮1秒以上，关闭检查灯，然后按住计数器重置按钮大约3秒
	计数器重置按钮按下时间太短	按住计数器重置按钮大约3秒
	启动了透光功能	等待自动返回到原有级别（大约7秒）或再次按下透光按钮
	图像处理装置和（或）光源电缆连接不当	正确连接图像处理装置和光源电缆
	设置了NBI模式	按下观察模式按钮，返回普通观察模式
	图像处理装置关闭	开启图像处理装置
	没有选择NBI观察模式	按下观察模式选择按钮，选择NBI观察模式
	没有设置白平衡	根据所连接的图像处理装置的使用说明书设置白平衡
内镜图像没有显示在监视器上	电气接点上有异物，如洗涤剂残渣、硬水残余、指印、灰尘和棉绒	用蘸有70%乙醇或异丙醇的无绒布擦拭光导接头的电气接点，并完全干燥。然后将内镜连接到光源
监视器上没有显示"内镜型号"	电气接点上有异物，如洗涤剂残渣、硬水残余、指印、灰尘和棉绒	用蘸有70%乙醇或异丙醇的无绒布擦拭光导接头的电气接点，并完全干燥。然后将内镜连接到光源
禁用了AFI观察模式	连接了不兼容的内镜	连接兼容AFI观察模式的内镜
	没有选择AFI观察模式	按下观察模式按钮，选择AFI观察模式
禁用了IRI观察模式	连接了不兼容的内镜	连接兼容IRI观察模式的内镜
	没有选择IRI观察模式	按下观察模式按钮，选择IRI观察模式

可弯曲内科胸腔镜

一、内科胸腔镜上、下机

（一）物品准备

可弯曲胸腔镜（已灭菌）、吸引按钮（已灭菌）、钳子口开口阀（已灭菌）、支气管镜主机、支气管镜光源。

（二）操作前准备

1. 巡回护士将已灭菌的胸腔镜送至操作台，拆开第一层，由洗手护士拿取内科胸腔镜。

2. 巡回护士将吸引按钮和钳子口开口阀拆送上台，由洗手护士安装。

（三）可弯曲胸腔镜上机

1. 洗手护士将导光杆插入光源，巡回护士连接内镜电缆线，连接时内镜电缆白点对准胸腔镜第一处标记线 / 点，轻轻推入后，向上顺时针旋转至第二处标记线 / 点。

2. 先打开内镜主机，待指示灯亮后，再打开光源，打开主机。

3. 洗手护士使用无菌纱布遮住胸腔镜弯曲前端，巡回护士按下白平衡按钮，设置白平衡。

4. 若安装了内镜追溯系统，及时打卡记录胸腔镜清洗消毒信息。

（四）可弯曲胸腔镜下机

1. 将胸腔镜交给巡回护士预处理。

2. 先关主机，再关光源。

3. 旋转卸下内镜电缆线，安装防水帽，将导光杆拔出。

4. 将胸腔镜放置于污物转运车内转运至清洗室。

（五）用物处理

1. 各一次性用品丢至黄色垃圾袋。

2. 内科胸腔镜、吸引按钮、钳子口开口阀先在清洗室使用清洗剂清洗，在流动水下漂洗后，送至供应室环氧乙烷灭菌处理。

二、内科胸腔镜操作规程

（一）物品准备

可弯曲胸腔镜、氧气设备 2 套、血氧饱和度监测设备、无菌负压吸引设备 2 套、10 mL 注射器、0.1% 利多卡因、无菌纱布、胸腔镜活检钳、胸腔镜鞘管、带针胸管、安尔碘皮肤消毒液、手术包、气胸切开包、外科无菌手套、外科手术衣。

（二）药物准备

去甲肾上腺素、止血药（如尖吻蝮蛇血凝酶、凝血酶冻干粉等）。

（三）操作流程

见附图 1-3。

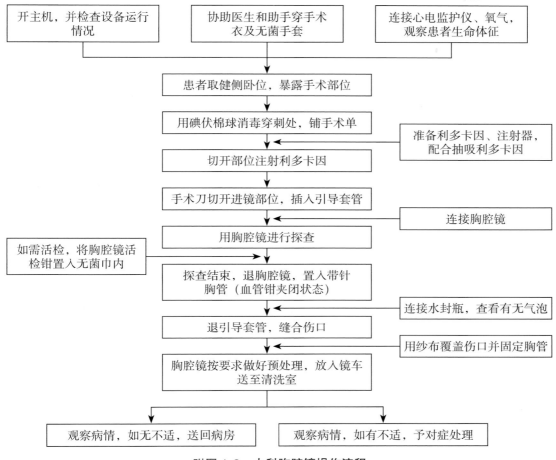

附图 1-3　内科胸腔镜操作流程

径向超声支气管镜

一、径向超声支气管镜上、下机

（一）物品准备

径向支气管内超声、径向支气管内超声套装、径向支气管内超声驱动器、电子支气管镜（外径 ≤ 4.2 mm 或遵医嘱）、吸引按钮、钳子口开口阀、支气管镜主机、支气管镜光源。

（二）操作前准备

1. 使用前检查的支气管镜表面是否干燥（重点：插入部、导光杆、电缆接头），如有水渍则用气枪或无菌纱布擦干，安装吸引按钮、钳子口开口阀。

2. 用转运车将支气管镜送至床旁。

3. 正确地将支气管镜挂至镜架上，切勿随意摆放！

4. 将径向支气管内超声与径向支气管内超声套装安装、定位。

（三）支气管镜、径向支气管内超声上机

1. 将导光杆插入光源，旋转拆下防水帽，连接导光电缆，连接时导光电缆白点对准支气管镜电缆接头处第一处标记线 / 点，轻轻推入后，向上顺时针旋转至第二处标记线 / 点，并听到"咔哒"一声，即安装完毕。

2. 打开光源，打开主机（先后顺序无差别）。

3. 若安装了内镜追溯系统，及时打卡记录支气管镜清洗消毒信息。

4. 径向支气管内超声的凸点对应径向支气管内超声驱动的凹槽插入，随后顺时针旋转安装完毕。

（四）支气管镜、径向支气管内超声下机

1. 预处理。

2. 关闭主机，关闭光源（先后顺序无差别）。

3. 逆时针旋转导光电缆，卸下电缆，安装防水帽，将导光杆拔出，与图像处理器断开。

4. 径向支气管内超声向内推入后逆时针旋转，拔出径向支气管内超声，并安装防水帽。

5. 将支气管镜、径向支气管内超声放置于污镜转运车内转运至清洗室。

（五）径向支气管内超声的维护

1. 宜悬挂放置，防止超声震子附近气泡聚集，影响成像效果。

2. 宜经常使用，不宜久放不用，防止长期不用导致头端油剂固结，再次使用时超声震子被油剂固结住而无法转动、无法成像，甚至损坏。

3. 使用后的径向支气管内超声应参照内镜清洗消毒流程进行清洗消毒，即床旁预处理、清洗、漂洗、浸泡消毒、末洗、干燥、储存。

4. 当径向支气管内超声数量 > 1 根时，建议每根编号，便于日常使用管理。

二、径向超声支气管镜操作常规

（一）物品准备

电子支气管镜（外径 ≤ 4.2 mm 或遵医嘱）、润滑油、氧气设备 2 套、心电监护仪、负压吸引设备 2 套、10 mL 注射器、0.1% 利多卡因、50 mL 注射器、生理盐水、利多卡因喷雾剂、痰液收集器、径向支气管内超声、201 活检套装。

（二）药物准备

去甲肾上腺素、止血药（如尖吻蝮蛇血凝酶、凝血酶冻干粉等）。

（三）操作流程

见附图 1-4。

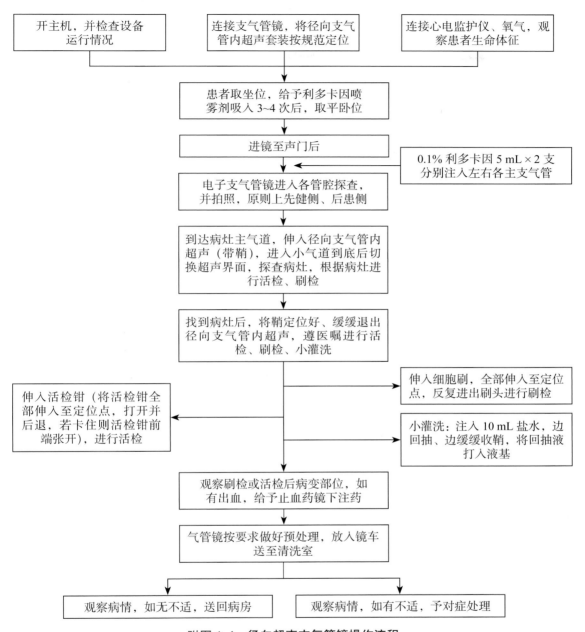

附图 1-4 径向超声支气管镜操作流程